Clinical Questionでわかる

エビデンスに基づいた周術期口腔機能管理

編著 **梅田正博** 長崎大学大学院 医歯薬学総合研究科
口腔腫瘍治療学分野

五月女さき子 長崎大学病院
周術期口腔管理センター

医歯薬出版株式会社

[執筆者一覧]

●編　著

梅田　正博	長崎大学大学院医歯薬学総合研究科　口腔腫瘍治療学分野教授
五月女さき子	長崎大学病院　周術期口腔管理センター講師

●執筆者（五十音順）

池上由美子	がん感染症センター都立駒込病院看護部歯科口腔外科
川下由美子	長崎大学病院　周術期口腔管理センター助教
北川　一智	京都九条病院　消化器外科部長
栗田　　浩	信州大学医学部　歯科口腔外科学教室教授
兒島　由佳	関西医科大学附属病院　耳鼻咽喉科・歯科口腔外科講師　歯科口腔外科科長
坂本　由紀	広野高原病院　歯科口腔外科医長
渋谷　恭之	名古屋市立大学大学院医学研究科　口腔外科学分野教授
中尾　紀子	長崎大学病院　周術期口腔管理センター助教
西井　美佳	神戸大学医学部附属病院　医療技術部 リハビリ・歯科部門
長谷川巧実	神戸大学大学院医学研究科　外科系講座口腔外科学分野助教
林田　　咲	長崎大学大学院医歯薬学総合研究科　口腔腫瘍治療学分野助教
船原まどか	九州歯科大学歯学部　口腔保健学科助教
向山　　仁	横浜市立みなと赤十字病院　歯科口腔外科部長
森　　和代	鹿児島大学病院　臨床技術部歯科衛生部門
山田　慎一	信州大学医学部　歯科口腔外科学教室准教授
柳本　惣市	長崎大学大学院医歯薬学総合研究科　口腔腫瘍治療学分野講師
吉松　昌子	長崎大学病院　周術期口腔管理センター助教

This book was originally published in Japanese
under the title of :

KURINIKARU KUESUCHON DE WAKARU EBIDENSU NI MOTODUITA SYUJUTSUKI KOKU KINOU KANRI
(Learning from Clinical Question, Oral Function Management Based on Evidence)

Editor :

UMEDA, Masahiro
Professor,
Department of Clinical Oral Oncology, Nagasaki University. Graduate School of Biomedical Sciences
SOUTOME, Sakiko
Senior Lecturer
Perioperative Oral Management Center, Nagasaki University Hospital

© 2018 1st ed.

ISHIYAKU PUBLISHERS, INC.
　7-10, Honkomagome 1 chome, Bunkyo-ku,
　Tokyo 113-8612, Japan

はじめに

　2012年4月の診療報酬改定において「周術期口腔機能管理」が歯科診療報酬に新設された．その後の改定時にほとんどの点数が増点されたことや，適用範囲の拡大，医科手術点数への加算なども行われたことは，この新しい形の歯科医療に対する国民の期待の表れであると考えられる．しかし，周術期口腔機能管理は，多くの歯科医師にとって戸惑いをもって受け止められた感は否めず，その方法，適応範囲，有効性などについてはいまだに明らかにされているとは言い難い．

　周術期口腔機能管理は，がん手術，心臓手術，臓器移植手術，放射線治療，化学療法，緩和ケアなどの際に歯科が介入することにより，治療に伴う有害事象の予防，原疾患に対する治療の完遂，患者のQOL向上などを主な目的とするものである．周術期口腔機能管理＝周術期の口腔ケアと考え，プラークや歯石を減少させさえすれば有害事象が予防できるという認識をもつ医療関係者もいるように感じている．ブラッシングやスケーリングで歯面あるいは歯周ポケット内のプラークを除去することにより，う蝕と歯周疾患という歯科の2大疾患の予防が可能となり，小児のう蝕の激減，高齢者の残存歯数の増加など，輝かしい成果を上げてきた．それでは同じようにプラークや歯石を除去することが，がん治療時の有害事象の予防につながるのだろうか？　もしそれが事実なら完全にプラークがゼロでかつ歯周ポケットがゼロの無歯顎者では有害事象の発症頻度は少ないのだろうか？

　周術期口腔機能管理が開始されて6年が経過した今，もう一度振り返って，どのような疾患の治療時にどのような口腔管理を行えばいいのか（＝口腔管理方法の標準化），実際に口腔管理により当初の目的は達成できているのか（有効性に関するエビデンスの検証）の2点について考えてみようというのが，本書を企画した目的である．

　CHAPTER-1では，長年口腔がんの治療に従事しており，かつ近年ではその知識を生かして周術期口腔機能管理に関する臨床研究をリードしている梅田正博先生に，周術期口腔機能管理の定義や目的などについて解説をしていただいた．

　CHAPTER-2では，医学部歯学部併設の大学附属病院，医学部附属病院，がん拠点病院，一般病院で周術期口腔機能管理に関わっている先生方に，各病院の特徴に基づいてどのようなシステムを構築して周術期口腔機能管理を実施しているのかを具体的に紹介していただいた．

　CHAPTER-3では，これから周術期口腔機能管理を開始しようとしている医療関係者を念頭において，現在周術期口腔機能管理に従事している先生方に周術期口腔機能管理の一般的な方法について紹介していただいた．

　CHAPTER-4は本書の中心をなす部分である．私ども長崎大学病院周術期口腔管理センターで周術期口腔機能管理を実施している歯科医師や歯科衛生士が実臨床で疑問に思ったこと，カンファレンスや勉強会で疑問として出されたことをClinical Questionとしてあげた．そして，それぞれの疑問点に関して研究を行い，その成果について学会発表や論文発表を行っている歯科医師や歯科衛生士に，Clinical Questionに対する解説を依頼した．

　本書が周術期口腔機能管理を実際に行っている医療関係者の方々の疑問に少しでも答えることができ，お役に立てれば幸いである．

　最後に，本書の編集に多大なるご尽力をいただきました医歯薬出版の皆様に深謝申し上げます．
　2018年10月吉日

編集委員　長崎大学病院周術期口腔管理センター　**五月女さき子**

Perioperative Oral Function Management

Clinical Questionでわかる
エビデンスに基づいた周術期口腔機能管理

CONTENTS

はじめに …………………………………………………………………………………………… iii

CHAPTER-1　周術期口腔機能管理とは …………………………………………… 1

1 周術期口腔機能管理とは …………………………………………………………… 2
- ❶ 周術期口腔機能管理の目的 ……………………………………………………… 2
- ❷ どのような合併症が起こるのか ………………………………………………… 3
- ❸ 口腔ケアと口腔管理の違い ……………………………………………………… 3

CHAPTER-2　周術期口腔機能管理のシステム ………………………………… 5

1 周術期口腔管理センターを設置した例 …………………………………………… 6
①包括的依頼による全例介入／②周術期口腔管理センターの診療態勢／③システム導入による効果

成功のKEY 医科からの依頼文書を不要としたことによる省力化と電子カルテの活用

2 歯科口腔外科で実施している例 …………………………………………………… 11
①当院での周術期口腔機能管理システム／②システム導入による効果

成功のKEY 科学的根拠に基づいたプロトコルの作成と診断，緊密な医科歯科連携の確立

3 非常勤歯科医師で実施している例 ………………………………………………… 16
①当院での周術期口腔機能管理システム／②当院での周術期口腔機能管理実施件数

成功のKEY 常勤の歯科衛生士を軸とした院内の連携と地域歯科医師会との緊密な連携

4 歯科のない病院で実施している例 ………………………………………………… 21
①当院での周術期口腔機能管理／②南歯科医師会との連携／③他の地域の取り組みの紹介

成功のKEY 連携の中心となる歯科医院の存在と，歯科が気軽に往診できる環境

CHAPTER-3　周術期口腔機能管理の実際 …… 27

1 がん手術 …… 28
①がん手術時の周術期口腔機能管理の目的／②がん手術時の口腔管理の実際／③がん手術時の周術期口腔機能管理の事例

2 心臓手術 …… 32
①代表的な心臓疾患と手術時の周術期口腔機能管理の実際／②かかりつけ歯科との情報共有（IE 予防手帳）

3 臓器移植手術 …… 39
①臓器移植の現状／②歯科治療上とくに留意すべき臓器移植手術

4 放射線治療 …… 44
①頭頸部への放射線治療による有害事象と予防のための周術期口腔機能管理／②NCCN ガイドラインに記載されている口腔管理方法／③MASCC/ISOO ガイドラインに記載されている口腔粘膜炎対策／④当院で行っている有害事象予防バンドル

5 化学療法 …… 48
①化学療法における周術期口腔機能管理の目的／②化学療法前の周術期口腔機能管理―感染源の除去をどの程度行っておくべきか／③化学療法開始後の周術期口腔機能管理

6 挿管患者 …… 53
①挿管患者における周術期口腔機能管理の必要性／②VAP 予防法の実際

7 骨吸収抑制薬投与患者 …… 58
①骨吸収抑制薬による顎骨壊死／②骨吸収抑制薬投与時の口腔管理の留意点

8 緩和ケア …… 63
①近年のがん治療と緩和ケアの考え方／②緩和ケアと口腔ケア（がん治療期から終末期における口腔ケアのエビデンス）／③緩和ケアを取り巻く日本の社会情勢／④緩和ケアにおける歯科の役割／⑤終末期患者の ADL／⑥終末期患者への歯科介入について

9 口腔ケアと検査値の読み方 …… 69
①歯科衛生士がスケーリング，SRP，プロービングを行う場合に把握すべき点

CHAPTER-4　周術期口腔機能管理に関する Clinical Question …… 75

Q1 周術期口腔機能管理により術後肺炎を防げますか？ …… 76
Q2 周術期口腔機能管理により手術部位感染（SSI）を防げますか？ …… 79

Q3 周術期口腔機能管理により放射線性口腔粘膜炎を防げますか？……82
Q4 がん手術時の口腔ケアの適切な方法は？………………………………85
Q5 口内炎にステロイド軟膏を塗布すると口腔カンジダ症を発症するのでしょうか？……………………………………………………………………88
Q6 放射線性う蝕の予防法は？………………………………………………90
Q7 放射線性顎骨壊死（ORN）を防ぐためにはどうすればよいでしょうか？……………………………………………………………………………92
Q8 血液がん化学療法時の重症口内炎にはどのように対処したらよいでしょうか？……………………………………………………………………96
Q9 血液がん化学療法時の抜歯や歯科治療はいつ，どこまでするのでしょうか？…………………………………………………………………… 100
Q10 分子標的薬による口腔有害事象にはどのような対策をとればよいでしょうか？…………………………………………………………………… 106
Q11 感染性心内膜炎（IE）を予防するためにはどのような対応が必要でしょうか？…………………………………………………………………… 110
Q12 抗血栓療法患者の抜歯時に注意すべきことは？…………………… 113
Q13 肝移植前患者の抜歯時に注意すべきことは？……………………… 117
Q14 挿管患者の口腔ケア時に咽頭洗浄は必要？禁忌？………………… 120
Q15 骨吸収抑制薬投与患者の顎骨壊死（MRONJ）予防のためにはどのような口腔管理をすればよいでしょうか？………………………………… 123
Q16 骨吸収抑制薬投与患者の抜歯時に休薬は必要でしょうか？……… 126
Q17 顎骨壊死を生じたらどのように対応すればよいでしょうか？…… 129
Q18 終末期患者の口腔管理の実際と課題とは？………………………… 133
Q19 口腔内に痛みがある患者の口腔ケアにおける注意点
　　-1 ブラッシングの工夫を教えてください……………………………… 138
　　-2 付着物除去の工夫を教えてください………………………………… 142
　　-3 舌清掃や含嗽剤の選択はどのようにしたらよいでしょうか？…… 146
　　-4 骨髄抑制があり出血を伴う場合はどのようにしたらよいでしょうか？……………………………………………………………………… 150

おわりに……………………………………………………………………… 155
索引…………………………………………………………………………… 156

CHAPTER-1
周術期口腔機能管理とは

CHAPTER-1 周術期口腔機能管理とは

1 周術期口腔機能管理とは

❶ 周術期口腔機能管理の目的

　周術期口腔機能管理の目的は，歯科が介入し適切な口腔管理を行うことにより，医科疾患治療時の合併症を予防，軽減し，それにより治療の完遂を助けること，さらには患者の QOL を維持向上させることである．周術期口腔機能管理の対象疾患は，がん手術，がん化学療法，がん放射線治療，心臓手術，臓器移植手術，緩和医療などである．

　現在の形の周術期口腔機能管理は直接的には 2010〜2011 年に国立がん研究センターと日本歯科医師会により行われた連携事業がもとになって，2012 年に新たに診療報酬に収載されたものである．厚生労働省 HP の資料によれば，本連携事業の実施の背景として，「抗がん剤治療等を行うがん治療には高い頻度でさまざまな口腔合併症が発症する．特に，口から喉の周囲の頭頸部がんの放射線治療では 100％との報告もある．また，頭頸部がん・食道がんのような侵襲の大きい手術では，局所合併症や肺炎が高い頻度で起こることがわかっており，口腔ケアをがん患者に適切に行うことにより，口腔トラブルの軽減等が報告されている」と記載されている．具体的な事業内容として，がん患者の歯科治療に対する講習会を歯科医を対象に開催することや，がん治療前に連携講習会を受講した歯科医への紹介（口腔ケア，歯石除去，ブラッシング指導，処置等）をするものとされており，これに基づいて 2012 年以降，がん患者の歯科治療に対する DVD 講習会が日本歯科医師会から全国の歯科医師会を通して実施された．このように，周術期口腔機能管理は，口腔内に疾患がない（歯科病名がない）ことと，治療ではなく予防が目的であるという点において，これまでになかった全く新しい歯科医療の概念であるといえる．

　2012 年に診療報酬に新設された後，3 度の診療報酬改定（2014 年，2016 年，2018 年）では周術期口腔機能管理に係る点数の増点，対象疾患の拡大（緩和医療，脳血管障害），医科手術点数への加算などが行われた．これは周術期口腔機能管理の充実は国民の健康増進に役立つだけでなく，医療費の削減効果もあるのではないかという期待の表れであると考えられる．

　このように周術期口腔機能管理はがんなどの医科疾患治療時の合併症予

防が目的であるが，どのような治療時にどのような口腔管理を行えばどのような合併症が予防できるかについては，ほとんど明らかにされていないのが現状である．しかし徐々にではあるが，周術期口腔機能管理により合併症のリスクが減少するというエビデンスが報告されるようになってきた．周術期口腔機能管理が診療報酬に収載され一般的な医療になった現在においては，口腔管理を行う群と行わない群にランダム化するような前向き臨床研究は倫理的に許容されないので，周術期口腔機能管理の有効性に関する直接的なエビデンスを証明することは著しく困難である．しかし，そのような中でもアウトカムや研究デザインを工夫することにより，さまざまな臨床研究が行われるようになってきた．適切な口腔管理方法の標準化とエビデンスの検証を行うことが歯科界，特に大学病院などの研究機関には求められている．

❷ どのような合併症が起こるのか

周術期口腔機能管理を考えるうえで，医科疾患治療時にはどのような合併症が起こり，その原因は何であるかを知ることは重要である．先に述べた2012年の厚生労働省の文書では，「化学療法時あるいは頭頸部がん放射線治療時の口腔合併症，食道がんや頭頸部がんの高侵襲の手術時における局所合併症や肺炎が高い頻度で起こる」と記載されている．それらを含めて，医科疾患治療時に起こりうる合併症のうち，口腔の感染巣や口腔内の病原性微生物が原因の1つと考えられ，周術期口腔機能管理により予防することが期待されているものには**表1-1-1**に示すようなものがある．また，周術期口腔機能管理により消化器がんの非感染性合併症が軽減したとする報告も最近なされ，今後の検証が必要である．

❸ 口腔ケアと口腔管理の違い

周術期口腔機能管理＝周術期口腔ケアと考え，歯科衛生士のみを配置しようとする病院もあるが，これは大きな誤りである．上に挙げたような合併症を予防するためには，口腔内の感染源を除去することと，早期の経口摂食支援が重要となる．感染源を除去するために感染源をもつ歯の治療（ほとんどの場合は抜歯）と口腔ケアを行う．経口摂食支援は患者のQOL向上が第一義的な目的ではなく，口腔内の病原性微生物の減少が目的である．すなわち，手術部位感染（SSI）や術後肺炎の主要な原因である唾液，あるいは咽頭貯留液中の病原性微生物を減少させるためには，経口摂食を早期に開始し，口腔の自浄作用を回復することが最も効果的であることが，いくつかの研究から明らかとなっている．また，経口摂食には全身の免疫力を高めることにより，合併症を予防する効果も期待される．

表1-1-1 歯科介入により予防できることが期待される口腔由来の合併症

がん手術	手術部位感染（SSI）
	術後肺炎（誤嚥性肺炎）
がん放射線治療	口内炎
	放射線性顎骨壊死（ORN）
がん化学療法	歯性感染症に起因する全身性感染症
	口内炎
	薬剤関連顎骨壊死（MRONJ）
心臓手術	感染性心内膜炎（IE）
臓器移植手術	歯性感染症に起因する全身性感染症
緩和医療	終末期における口腔トラブル（口内炎，口腔乾燥など）
その他	挿管時の動揺歯の脱落予防
	QOLの維持向上
	早期の経口摂食の支援

　これらのように，周術期口腔機能管理を実施するには，口腔ケアだけではなく抜歯や応急的な補綴処置を含めた歯科治療が欠かせない．口腔ケアはあくまで周術期口腔機能管理の一部を占めるものであり，両者はイコールではないこと，有効な周術期口腔機能管理を行うには歯科治療を同時に行うことが必須であることを知っておく必要がある．

（梅田正博）

CHAPTER-2
周術期口腔機能管理のシステム

CHAPTER-2 周術期口腔機能管理のシステム

1 周術期口腔管理センターを設置した例

Keyword：包括的依頼による全例介入システムと紹介状の省略により成功した例

病院の概要

長崎大学病院は長崎県内唯一の大学病院で，標榜診療科数 33 科，病床数 862 床を有し，がん診療連携拠点病院に指定されている特定機能病院である．

周術期口腔機能管理開始時期

当院では 2011 年 11 月に口腔外科により頭頸部がん放射線療法患者の口腔管理を開始した．その後「周術期口腔管理センター」の前身である口腔ケアチームが 2012 年 4 月に編成され，がん・心臓・臓器移植手術患者，ICU における挿管患者，救命救急センターの挿管患者，造血器腫瘍患者へと口腔管理の対象患者を徐々に広げていった．2013 年 7 月に「周術期口腔管理センター」が正式に発足した．

スタッフ数

発足当時はセンター長，助教 2，専任歯科衛生士 3 名であったが，その後人員再配置により 2017 年度には兼任のセンター長（口腔外科教授）のほかに，専任として副センター長（講師），助教 3 名，医員 3 名の 7 名の歯科医師と専任歯科衛生士 4 名が配置されていた．
2018 年度には，周術期口腔機能管理の対象疾患が拡大されたのを機に，歯科医師と歯科衛生士を増員して対応している．

1 包括的依頼による全例介入

周術期口腔機能管理の目的は，口腔の感染源を除去すること，医科疾患治療時の経口摂食を支援すること，良好な口腔衛生状態を確立することなどである．そのためには，がん治療が決定されたらできるだけ早期に歯科介入を開始することが必要であると考え，次に述べるような包括的依頼による全例介入システムを構築した（**表 2-1-1**）[1,2]．

たとえばがん手術の場合，まず医科の各診療科に対して周術期口腔

表 2-1-1 患者紹介方法

1. 全例介入（MSC から介入） 　がん手術 　心臓手術 　臓器移植手術 　放射線治療 　入院化学療法 　全身麻酔下手術
2. カンファレンス，回診により介入 　栄養サポートチーム（NST） 　呼吸サポートチーム（RST） 　緩和ケアチーム
3. 医科主治医の紹介状により介入 　外来化学療法 　BP/デノスマブ投与 　その他

機能管理の必要性を説明し，全例口腔管理を依頼するというような包括的な依頼を得た．そして各患者には，医科主治医より個別の依頼状なしに歯科が介入することに対する理解と同意をあらかじめ得ておく．当院では，緊急入院を除く予定入院患者は，メディカルサポートセンター（MSC）にて入院予約手続きやさまざまなオリエンテーション，患者指導を行う．MSCには医療事務のほか，看護師，管理栄養士，薬剤師その他のスタッフが配置されており，歯科医師と歯科衛生士も常時配置している．オリエンテーションや指導が終わった後，歯科衛生士が周術期口腔機能管理の必要性について説明を行い，患者の同意が得られたら歯科医師の診察を受け，簡単な口腔内診査とパノラマエックス線写真撮影のオーダーを放射線科に入れる．エックス線写真撮影後，そのまま周術期口腔管理センターの外来を受診し，管理計画の説明がなされ，場合によっては同日より処置が開始される（**図 2-1-1**）．

　現在のところ，本システムによる全例介入は全身麻酔下のがん，心臓，臓器移植手術患者，放射線治療患者，入院下での化学療法患者に対して実施している．外来化学療法を受ける患者については必要に応じて医科主治医からの紹介をもとに歯科介入を行うようにしている．外来患者ではかかりつけ歯科において口腔管理を行う場合も少なくないことから，全例介入の対象とは

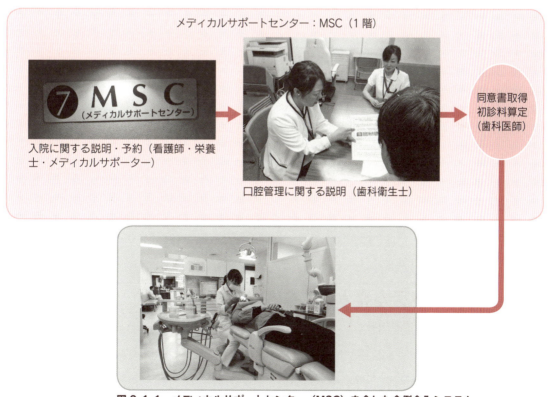

図 2-1-1 メディカルサポートセンター（MSC）を介した全例介入システム

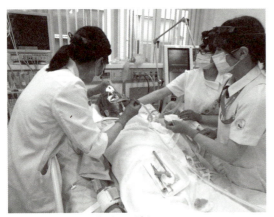
図 2-1-2　ICU における口腔ケア

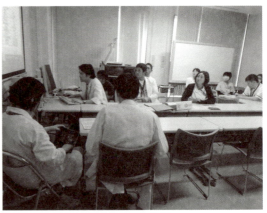
図 2-1-3　緩和ケアカンファレンス

していない．また，ICU や高度救命救急センターには毎日歯科医師と歯科衛生士が往診しており，その際に挿管患者については全例口腔ケア介入を行っている（図 2-1-2）．さらに栄養サポートチーム，呼吸サポートチーム，緩和医療チームに歯科医師や歯科衛生士が参加，週 1 回の病棟回診に同行し，希望する患者，あるいは必要と思われる患者に口腔ケア介入を行うようにしている（図 2-1-3）．

2 周術期口腔管理センターの診療態勢

　上記のようなシステムを構築し歯科の早期介入を行っているが，それでも固形がん手術の場合 2 週～1 か月後，血液がん化学療法の場合数日以内にがんに対する治療が開始されることが多く，短期集中的に口腔ケアから抜歯，補綴治療に至るまで，総合的な歯科治療を行う態勢が必要である．診療は担当医制ではなくチーム制で行う．技工は迅速技工の態勢をとっており，例えば義歯の場合は印象から完成まで数日程度で行うよう院内技工士の協力を得ている．また，良好な口腔衛生状態を確立するために口腔衛生指導からスケーリング，専門的機械的歯面清掃（PMTC）を行う．手術翌日には歯科医師と歯科衛生士が往診にて口腔ケアを実施する．術後のケアは患者の状態によってさまざまであるが，経口摂食がはじまりセルフケアが可能と判断したら介入を終了する．

3 システム導入による効果

1 周術期口腔機能管理の患者数と歯科医院との連携

　周術期口腔管理センター発足時の月平均新患数は 80 名，月平均再診患者数は 360 名程度であったが，順調に増加し，2017 年度は，月平均新患数は 160 名，月平均再診患者数は 800 名を超えるまでになった．2018 年 4 月よ

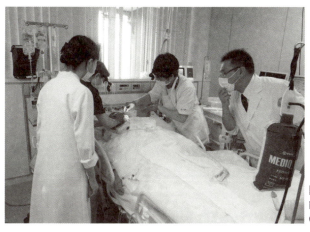

図2-1-4
歯科医師会会員のICU実習の様子

り全身麻酔下手術全例介入により新患数は月360名程度となっている．紹介システム別にみた患者数の内訳は，MSCを介した患者が約80％，往診やカンファレンスを介した患者が約15％，医科主治医からの紹介患者が約5％となっている．おおよその治療法別患者数は手術が60％，入院化学療法15％，挿管中15％，放射線治療5％，その他5％となっている．

　入院前の口腔管理はがん治療までの時間的余裕がないことなどから，基本的には周術期口腔管理センターで行うが，長崎県は離島僻地も多く，当院への通院が困難な場合は地域の歯科医院に依頼することもある．退院後は引き続き口腔管理が必要な場合は地域の歯科医院を紹介するが，化学療法などのがん治療が継続する場合や，全身的に何らかの問題がある場合などは，周術期口腔管理センターで口腔管理を続けることもある．かかりつけ歯科をもたない場合は，がん患者連携登録歯科医院へ紹介する．がん患者連携登録歯科医は，日本歯科医師会のDVD講習を修了した歯科医師であるが，希望者には長崎県歯科医師会と長崎大学の共催でアドバンスドコース研修会を実施している．本研修は講義，Problem Based Learning（PBL），一般病棟・高度救急救命センター・ICUへの往診実習（**図2-1-4**）よりなる．

　実際の退院後の連携状況をみると，退院患者のうち約50％は口腔管理終了，約40％は地域の歯科医院を紹介，約10％は引き続き周術期口腔管理センターで継続管理となっている．

成功のKEY　医科からの依頼文書を不要としたことによる省力化と電子カルテの活用

　周術期口腔機能管理は，医科からの文書による依頼により開始されることが一般的であるが，医科歯科併設の病院においては，依頼文書は不要とされ

ている．医科歯科共通の電子カルテにより患者情報を共有できるため，医科主治医からの文書による情報提供がなくても患者の状態は把握できること，および多忙な医師の業務の中で依頼文書を作成することは必ずしも容易ではないことなどを考慮し，長崎大学病院周術期口腔管理センターでは当初より紹介状不要で歯科介入を開始するというシステムを構築したことが効果的であった．紹介状の代わりに，患者の状態等について問い合わせが必要な場合や，口腔ケア以外の歯科治療（抜歯など）を行う際には必ず医科主治医に院内 PHS で連絡を取るなど，適切な連携を取るようにしている．本システムにより周術期口腔機能管理が必要な多くの患者に口腔管理を行うことが可能となった．実際にがん手術患者の 80％以上の患者に周術期口腔機能管理を実施している．

課題と対策 歯科大学病院における課題と対策

一方で，約 20％の患者では歯科介入の同意が得られなかった．その理由は，「定期的に歯科にかかっているので不要」，「特に口腔内に悪いところはない」などであった．

原因としては，周術期口腔機能管理の目的が正しく理解されていないことなどが考えられる．周術期口腔機能管理の有効性に関するエビデンスを検証し，その必要性について一般国民に広く啓発することが今後の課題である．

歯学部併設の大学病院では歯科医師や歯科衛生士が多く，人員的には恵まれているように考えられがちであるが，それぞれの歯科医師は各専門科に特化した診療のみを行ってきたため，総合的な診療能力に乏しい．そのため口腔ケア，抜歯，補綴はそれぞれ異なる歯科医師が担当するなど，非効率であるという問題点がある．実際にセンター長以下のスタッフも各診療科からの派遣によって成り立っているのが現状である[3]．専門性を重視してきた歯学部にとって，周術期口腔機能管理は最も取り組むのが困難な領域であり，今後どのように発展させていくのか，課題も少なくない．

参考文献

1) 梅田正博：周術期口腔機能管理の基本がわかる本 基礎知識から口腔管理の実際まで．クインテッセンス出版，東京，2013，100-109．
2) 梅田正博：もし周術期口腔機能管理の依頼があったら？ 長崎県における周術期口腔機能理 〜長崎大学病院周術期口腔管理センターと県歯科医師会の取り組み〜．日本歯科評論 849：156-159，2013．
3) 五月女さき子：大学病院における周術期口腔機能管理—予防歯科の役割と今後の展望．口腔衛生会誌 67：262-269，2017．

（中尾紀子）

CHAPTER-2　周術期口腔機能管理のシステム

2 歯科口腔外科で実施している例

Keyword：口腔管理の標準化と医科歯科連携により成功した例

病院の概要

信州大学医学部附属病院は32診療科707床を有し，2015年度の全手術件数は6,090件にのぼる長野県唯一の特定機能病院である．

口腔管理開始時期

当院では，2012年度の診療報酬改定において「周術期における口腔機能の管理」が新設される以前より血液がん患者，移植患者を中心に周術期の歯科治療および口腔機能管理を行ってきた．2012年4月15日に「信大病院がん患者等歯科医療連携」をスタートさせ，特殊歯科・口腔外科外来に「口腔ケアセンター」を開設し，周術期口腔機能管理を本格的に開始した．これにより緊密な医科歯科連携のもと口腔ケアによる口腔感染症の予防や摂食嚥下機能の改善などに努めている．

スタッフ数

歯科医師：19名（研修医4名）
歯科衛生士：5名
歯科技工士：2名

1 当院での周術期口腔機能管理システム

　当院口腔ケアセンターに紹介される対象は，緩和ケアを含む手術，化学療法，放射線療法を予定する悪性腫瘍，臓器移植あるいは心臓手術予定，造血器幹細胞移植前，不明熱の口腔内感染巣の精査，ビスホスホネート製剤導入前の口腔内スクリーニングなどである．

　院内他科から口腔ケアセンターへの紹介は，医科主科において主病に対して治療方針が決定された後に医科主科担当医，または看護師より口腔機能管理の必要性について説明があり，患者の同意が得られた場合「口腔ケアセンター」へ依頼がなされる（図2-2-1）．また，口腔・嚥下チームの回診においても，口腔ケアが必要な患者が抽出され，紹介が行われる．当科初診時に基本的な口腔内診査・検査に基づいて周術期口腔機能管理計画を立案し，介入の開始となるが，医科での治療開始まで時間があり，かかりつけ歯科がある場合には，かかりつけ歯科と連携し管理を行う．当科では曜日ごとに口腔外科外来とは別に歯科医師1名，歯科衛生士1名を周術期口腔機能管理専従とし，それぞれが歯科治療，口腔ケアを細やかに実施できるようにしている．

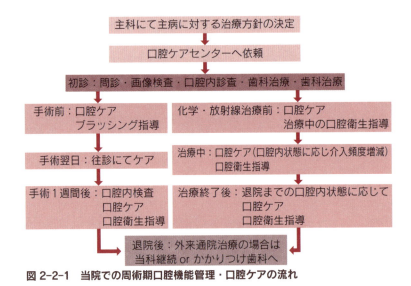

図 2-2-1 当院での周術期口腔機能管理・口腔ケアの流れ

〈手術前〉
・外来にて，歯科衛生士による口腔ケア
・手術前日就寝前のブラッシング

〈手術当日〉
・起床後，手術前にブラッシング

〈手術翌日〜1週間〉
◎絶食期間‥1日3回のブラッシング・頻回の含漱
（食事をしなくても必要）
・食事再開‥食前食後で1日6回のブラッシング

〈手術1週間後〜〉
・入院前と同様に1日3回のブラッシング

図 2-2-2　手術前後の口腔ケア指導

◎基本は1日3回のブラッシング
◎歯ブラシはヘッドが小さく毛先が軟らかいもの
◎歯磨剤は発泡剤（ラウリル硫酸ナトリウム）が含まれない物を使用
◎洗口剤はノンアルコール，低刺激のものを使用
◎口腔内を保湿する
◎義歯は症状が出た場合は食事以外は外しておく

図 2-2-3　化学療法・放射線療法中の口腔ケア指導

　また，歯科医師間，歯科衛生士間での診断や処置の均てん化を図るために，対象疾患ごとにプロトコルを作成し，定期的に改定を行い科学的根拠に基づいた口腔機能管理を行うことで，主病に対する手術や化学療法，放射線治療が完遂できるように介入を行っている（図 2-2-2〜4）．また，退院時あるいは介入終了時には，かかりつけ歯科への紹介を行い病診連携を積極的に行っている．

2 システム導入による効果

1 当院での周術期口腔機能管理実施者数

　2012年4月の口腔ケアセンター開設から2016年10月までの3年6か

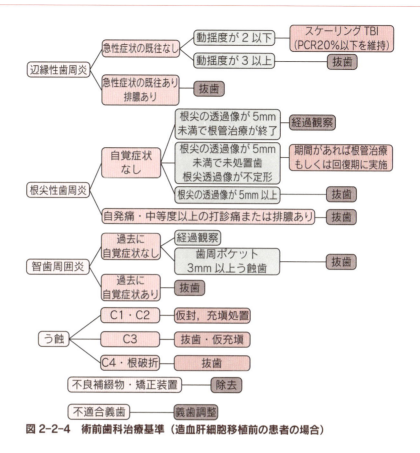

図 2-2-4 術前歯科治療基準（造血肝細胞移植前の患者の場合）

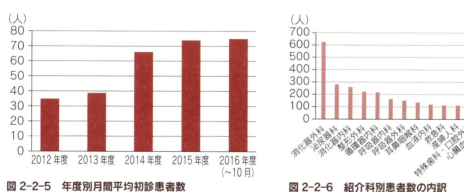

図 2-2-5 年度別月間平均初診患者数

図 2-2-6 紹介科別患者数の内訳

月の間に口腔ケアセンターを受診した患者数は男性1,935例（平均63.8歳），女性1,189例（60.6歳）の合計3,124例である．年度別の月間平均初診患者数は，2012年度は平均35人程度であったが，2016年度には74人と口腔ケアセンター開設時の2倍と増加傾向にある（**図2-2-5**）．紹介内容の内訳は周術期口腔機能管理が1,858例（59.5％），歯科治療などを主訴とする院内紹介が1,153例（36.9％）であり，このうちの963例（83.5％）に，周術期口腔機能管理の対象となる患者が含まれていた．また，口腔・嚥下

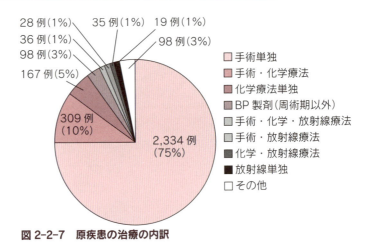

図 2-2-7　原疾患の治療の内訳

チームからの紹介は 113 例（3.6%）であり，そのうちの 107 例（94.7%）が周術期口腔機能管理を行っていた．

次に，紹介科別の患者数は消化器外科が最も多く，全体の 19.7% を占めており，次いで泌尿器科 9.0%，消化器内科 8.3% であった．また，血液内科は 3.7%，心臓血管外科は 2.6% であった（**図 2-2-6**）．原疾患治療では手術単独症例が 2,334 例（75%）で最も多く，次いで手術・化学療法が 309 例（10%），化学療法単独が 167 例（5%）であった（**図 2-2-7**）．周術期口腔機能管理を実施した患者の中で，実際に周術期等口腔機能管理料を算定した患者数は 2,928 人中 1,856 人であり，算定率は 63% であった．

> **成功のKEY** 科学的根拠に基づいたプロトコルの作成と診断，緊密な医科歯科連携の確立

> **課題と対策** 院内におけるマンパワーの充実と地域への普及活動

　口腔ケアセンターの開設以来，順調に介入患者数は増加しており，システムとして良好に機能していると考えられる．しかしながら，いくつかの課題もクローズアップされてきている．紹介時期では，手術前 1 週間未満に紹介されるものが全体の 39% を占め，また，術後に紹介されるものが 10% あることから（**図 2-2-8**），術前の介入が時間的制約から困難となる症例がある．また，化学療法施行患者の割合が 5% と低いことから，他科への周知，ならびに外来化学療法室通院患者への化学療法中の口腔ケアの介入を行う必要があると考えている．加えて，口腔機能と全身の健康との関連が広く認識されてきている昨今では，周術期口腔機能管理だけでなく感染巣の精査や，ビ

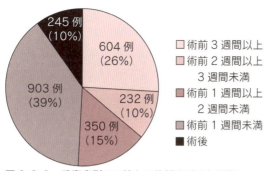

図 2-2-8 手術症例の口腔ケア依頼を受けた時期

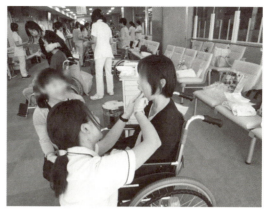

図 2-2-9 信州口腔ケアネットワーク実習風景

　ビスホスホネート製剤などを導入する前の口腔内スクリーニング等の患者が年々増加してきているために，これらの患者に対して十分，かつ細やかに対応していくためのマンパワーや設備の充実も大きな課題である．さらには地域でも，大学病院と同等の口腔ケアをはじめとする周術期口腔機能管理を受けることを可能とすることも重要であり，歯科医師会との緊密な連携，病診連携を行うとともに，口腔ケアの幅広い普及が望まれる．

　当科では2017年度より，信州口腔ケアネットワーク（信州大学医学部歯科口腔外科学教室事務局）を設立し，病院歯科から地域に口腔ケアの普及を行う事業を開始して，口腔ケアの均てん化を図っている（**図 2-2-9**）．

（山田慎一，栗田　浩）

CHAPTER-2 周術期口腔機能管理のシステム

3 非常勤歯科医師で実施している例

Keyword：非常勤歯科医師と常勤歯科衛生士配置により成功した例

病院の概要

長崎原爆病院は19診療科病床数360床を有す地域がん診療拠点病院である．

周術期口腔機能管理開始時期

2012年4月の診療報酬改定において「周術期口腔機能管理」が新設されたことにより，2013年1月に歯科口腔外科開設が決定し部長は外科部長兼副病院長が兼任となった．開設に際しては歯科口腔外科を新たにつくるスペースがなく，また病院再開発の計画が進行している状況であったため，整形外科のギプス室スペースを改装し必要最小限のものを準備して5月に開設に至った（図2-3-1）．2016年には，放射線科にパノラマ撮影装置が設置された．開設目的が周術期口腔機能管理であるため，一般の歯科受診希望患者は対象としておらず，当院の入院および外来患者を対象としている．2018年5月に新病院が開設し，ユニット2台で稼働している．

スタッフ数

歯科衛生士は常勤1名，歯科医師は週2回の非勤の形態でスタートし，その後旧病院では歯科衛生士は常勤1名，非常勤医師は週3日の形態で行ってきた．2018年4月に周術期対象患者が拡大され，新病院になりユニットも増設されたことなどから，現在非常勤医師が毎日半日勤務で対応している．

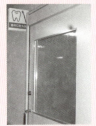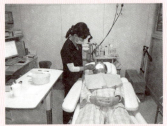

図2-3-1　当院口腔外科入口（左）と診療室内（右）

1 当院での周術期口腔機能管理システム

歯科口腔外科に紹介される対象は全身麻酔下でのがん手術，化学療法，放射線療法を予定する悪性腫瘍，ビスホスホネート製剤導入前の口腔内スクリーニングが主なものである．その他，口腔関連事象で看護師等が対応困難な症例，入院患者の歯科的な処置にも対応している．

当科への紹介は医科での治療方針が決定したのち行われる．治療方針が決定された後，医科による周術期口腔機能管理の必要性を説明し，同意を得られたら当科に連絡がくる（図2-3-2, 3）．歯科医師は非常勤であるため，歯科医師不在時は常勤の歯科衛生士が対応する．頭頸部がんで照射野に口腔が含まれる場合は，放射線科からスペーサー作製と照射中の口腔ケア依頼がく

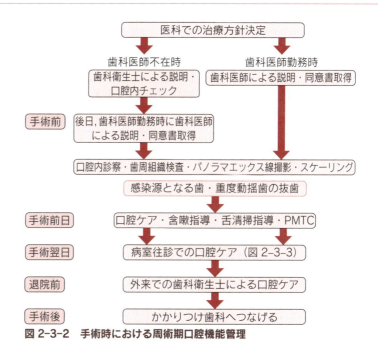

図 2-3-2　手術時における周術期口腔機能管理

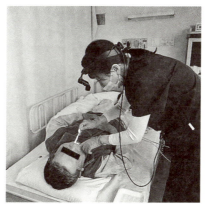

図 2-3-3　病室往診

る（**図** 2-3-4）．入院治療の中心が悪性リンパ腫や骨髄異形成症候群などの造血器悪性腫瘍患者を対象としている血液内科からは，ゾメタ®やランマーク®などの骨修復薬（BMA）投与前精査依頼が多数を占めている．また週1回行われているNSTラウンドに歯科衛生士が同行しており，歯科介入が必要な患者を抽出する．抽出された患者の担当医師に歯科介入の必要性が報告され，担当医師から当科に紹介されている．そのほか，緩和ケアチームからは，口腔乾燥が著明な患者の口腔ケア依頼，義歯不適合や義歯未装着により経口摂食が十分に行えない患者の咬合回復依頼などもある．

　周術期口腔機能管理の目的は，口腔内の感染源の除去と早期経口摂食開始の支援である．そのため，初診時は感染源となりうる歯や動揺が顕著な歯の

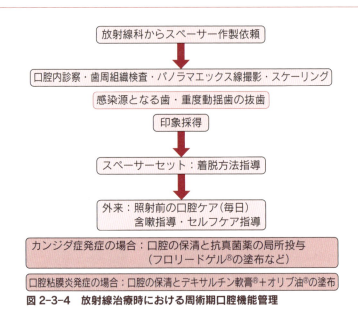

図 2-3-4　放射線治療時における周術期口腔機能管理

診査に重点を置く．必要であれば抜歯を行いその後の補綴処置も実施するが，その際は退院までに処置は可能か，または退院後も受診可能かどうか判断したうえで処置を開始する．当院では院内技工はなく外注であり，早期経口摂食開始を目的としているため，通常よりも短期間の納期で納める迅速技工での協力を得ている．手術後はかかりつけ歯科につなげるが，退院後も化学療法などで当院に受診可能な場合は当科で治療継続することもある．

2 当院での周術期口腔機能管理実施件数

当科開設後 2014 年から 2017 年までの受診患者数は 8,010 名であり，年平均約 2,000 名で推移している．内訳では手術は約 1,200 件（58％），BMA 投与前精査は平均 100 件（3％），放射線治療は平均 280 件（13％），一般歯科治療は 510 件（26％）となっている（初診時の主訴をもとに算出，**図 2-3-5**）．周術期口腔機能管理対象となる手術症例のうち，当科への紹介は 62％である．

2017 年度までの週 3 日の体制では初診患者は 25 名／月であった．2018 年 4 月に周術期口腔機能管理の対象患者が拡大され，当科も週 5 日体制にして対応し，初診患者は 50 名／月となった．毎日半日勤務することで対応できる患者数は増加した．また，感染源となる歯の抜歯から補綴までが短期間で効率よく行えるようになった．

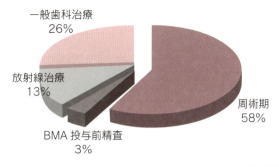

図 2-3-5 歯科口腔外科受診患者の内訳（2014年～2017年）

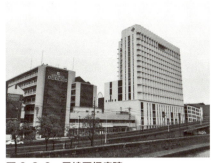

図 2-3-6 長崎原爆病院

成功のKEY 常勤の歯科衛生士を軸とした院内の連携と地域歯科医師会との緊密な連携

周術期口腔機能管理が新設されたことから，多くの病院にさまざまな形態で歯科が開設されてきた．その中で当科では歯科医師は非常勤，歯科衛生士が常勤である．当院の体制での課題を医科（病院）側，歯科側から述べる．

1 医科（病院）側からみた課題

歯科衛生士，歯科医師ともに常勤である場合と比較して経営面でのコストを抑えられることが大きなメリットであると思われる．また非常勤の歯科医師が地域の歯科医師会との連携が取れるので医科病院側が直接行うというわずらわしさもない．さらに地域の歯科医院での対応が困難な症例は大学と連携を取ることができる．

一方，手術日程によっては歯科医師の勤務の日とうまく合わず，術前の口腔内感染源精査を経ずに手術を行うこともあり，すべての周術期対象患者に対して周術期口腔機能管理をまんべんなく行うという医療の公平性が取れないというデメリットがある．術前の感染源の除去ができなかったために，歯科疾患が原因での肺炎や手術部位感染症が発症した場合の医療費は経営面でのマイナスとなる．

2 歯科側からの課題

一番の課題は，歯科医師の非常勤の体制である．患者が歯科受診を希望した日が歯科医師不在である場合は，すみやかな対応が取れないことが多々ある．また根管治療や補綴処置など，時間的制約からできない処置も多く，患者が当科での治療を希望したにもかかわらず，かかりつけ歯科へ繋げることになる．一方，歯科衛生士が常勤で勤務しているので，歯科医師不在時の医

科との連携は可能となる．また看護師等では判断が困難な口腔に関するさまざまな問題に対して専門的な判断やケア介入ができる．しかし，歯科衛生士では判断に困る処置を要する場合は，歯科医師の勤務日まで対応ができないといったデメリットもある．

　当院は周術期口腔機能管理を目的に開設されたので，最小限の設備で開始したが，新病院では，デンタルユニットが設置され処置の範囲が広がった．病院歯科で周術期口腔機能管理患者のみを対象に運営すれば，手術件数や入院期間など医科的要素によって患者数は影響を受けやすい．病院歯科が経営的にも安定するためには周術期の管理にとどまらず，入院患者や全身疾患をもつ通院患者の歯科治療もさらに行っていくべきであると考える．

　周術期口腔機能管理という医科歯科連携枠組みが創設されにもかかわらず，多くの病院では歯科が開設されていない．当院歯科のシステムがベストでないが，工夫次第で病院歯科が成り立つ一例である．

（五月女さき子）

CHAPTER-2 周術期口腔機能管理のシステム

4 歯科のない病院で実施している例

Keyword：地域歯科医師会との医科歯科連携により成功した例

病院の概要

京都九条病院は京都市南区にある207床の急性期病院である．主には消化器がんの患者に周術期口腔機能管理を依頼している．

周術期口腔機能管理の開始時期

当院では2000年より地域の歯科医師，歯科衛生士に往診を依頼していた．その中で最も熱意のある3件の歯科医院と2012年より周術期口腔機能管理を開始した．

1 当院での周術期口腔機能管理

　2012年に周術期口腔機能管理が保険収載されてから5年が経つ．病院に歯科のある施設においてはある程度は普及したと考えられるが，歯科のない病院での普及率は大変低い．2014年の報告では，歯科のない病院での周術期口腔機能管理の施行率は6.7％，2016年の報告では8.3％，2018年の報告でも20.8％であった．

　京都九条病院では2012年より地域の歯科医師会と連携して周術期口腔機能管理を行っている．

　同年に南歯科医師会は周術期口腔機能管理に関する研修会を3回（そのうち1回は京都府歯科医師会において）開催し，周術期口腔機能管理を行うことができる歯科医院を15件認定した．当院はこれらの歯科医院と連携を取る形で周術期口腔機能管理を行うようになった．具体的には手術の決まった患者を連携している歯科医院の中から1医院を選択して紹介する．歯科医院のほうでは周術期口腔機能管理を開始し，入院・手術の際には往診で口腔機能管理を継続する．**図2-4-1**は歯科医院を選択する際に使用している連携歯科医院のマップである．外来で患者に地図を見てもらい紹介先を決定する．この方法で約4年間スムーズに運営されていた．しかし，南区以外の患者に対応が困難なこともあり，最近では患者のかかりつけ歯科医院に直接紹介するケースが増加している．

　周術期口腔機能管理の情報提供書は電子カルテで作成している．往診が困

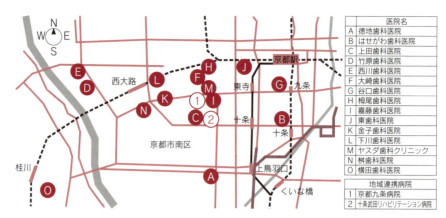

図 2-4-1 周術期口腔機能管理　南歯科医師会協力歯科医院マップ

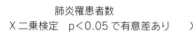

	導入前	導入後	p値
年齢	70.6	69.1	p=0.11
男性/女性	79/60	84/45	p=0.17
腹腔鏡/開腹	60/79 (43%)	109/20 (78%)	*p=0.25×10^{-12}
大腸がん/胃がん	95/34	86/27	p=0.66

X二乗検定　*p<0.05で有意差あり

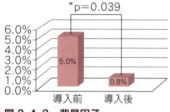
肺炎罹患者数
X二乗検定　p<0.05で有意差あり
*p=0.039
導入前 5.0%　導入後 0.8%

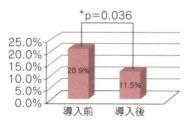
術野部位感染罹患者数
X二乗検定　p<0.05で有意差あり
*p=0.036
導入前 20.9%　導入後 11.5%

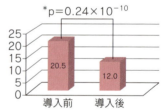
術後在院日数
Man-Whitney U検定
p<0.05で有意差あり
*p=0.24×10^{-10}
導入前 20.5　導入後 12.0

図 2-4-2　背景因子

当院の消化器外科において施行した消化器がん手術症例を周術期口腔機能管理導入前の2009年1月から2011年12月までの136症例と，周術期口腔機能管理導入後の2012年5月から2015年8月まで128名について術後肺炎の発生率，術野感染の発生率，術後在院日数を比較検討した．

難な歯科医院の場合は入院までの口腔機能管理をお願いし，入院後は連携している歯科医院に依頼を行っている．その際は，かかりつけ歯科と当院で連携している歯科との医科歯科連携も必要となる．また，普段の口腔ケアを行う看護師との連携も行っている．歯科医師からの周術期口腔機能管理計画書を参考に口腔ケアに関する看護計画を作成し，周術期口腔機能管理を行っている．退院時には入院中の口腔内の状態を看護師から担当の歯科に報告している．

このようにして，2012年から周術期口腔機能管理を行い，得られた結果が図2-4-2である．背景因子が異なることから単純な比較はできないが，周

A　　　　　　　　　B

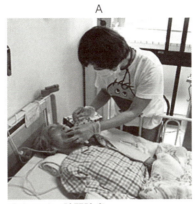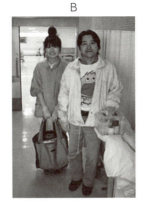

図 2-4-3　訪問診療

術期口腔機能管理を始めてから創感染，術後肺炎の発生は低下しており，その結果として術後の在院日数も短縮していることがわかった．

2 南歯科医師会との連携

　京都市南歯科医師会は 1998 年に南口腔ケアセンターを設立した．同センターは口腔ケアの普及啓発事業，訪問歯科診療支援を行う機関であり，歯科医師と歯科衛生士から構成されている．地区の基幹病院である当院は 2000 年より院内での歯科治療，口腔ケアを同センターに依頼してきた．2007 年には当院に栄養サポートチーム（以下 NST）が設置され，NST がかかわる摂食嚥下障害患者やがん終末期患者の口腔ケアを積極的に依頼してきた．南口腔ケアセンターから派遣される歯科医師，歯科衛生士の毎週 3 回以上の歯科訪問診療（**図 2-4-3**）と，毎月 1 回の医科歯科カンファレンスを 2000 年から現在まで 18 年間継続して行っている．当院が周術期口腔機能管理をスムーズに導入できた背景にはそれまでの連携が大きいと考えている．

3 他の地域の取り組みの紹介

　当院と南歯科医師会との連携以外に全国でうまく連携をしている施設と歯科医師会の取り組みを紹介する．

1 原町赤十字病院と吾妻郡歯科医師会（群馬県）

　群馬県の吾妻郡では地域の中核病院である原町赤十字病院と地域の歯科医師会である吾妻郡歯科医師会が連携をしている[1,2]．歯科医師が週に 1 回，病院の NST 回診に参加している．これまでにも術前の口腔機能管理の重要性を報告しており，周術期口腔機能管理も行われている．また吾妻口腔ケアセミナーを共同で開催しており，地域の口腔ケアを推進している．

2 岩手県の歯科医科連携

　岩手県では岩手県内の9地域の11の中核病院と岩手県歯科医師会とが連携をしている[3]．やはり病院のNSTの回診に地域の歯科医師が参加しており，周術期口腔機能管理も行われている．当初は歯科のない病院でのみ連携を行っていたが，2016年からは院内に歯科のある病院とも連携を行い，地域ケアも行うようになっている．

　このように，歯科のない病院と地域の歯科医師会との連携は，病院のNST活動を通じて行われるケースが多い．対象患者をがん緩和ケアや，周術期口腔機能管理に拡大させている．地域の歯科医師会と連携することで退院後も切れ目のない地域のケアが可能となっているのが大きな利点であると思われる．院内に歯科のないことが逆に地域連携を推進することにつながっている．

成功のKEY　連携の中心となる歯科医院の存在と，歯科が気軽に往診できる環境

1 歯科のない病院で周術期口腔機能管理を行うポイントとコツ

1）医科からみて

（1）すべての口腔ケアで連携を

　病院で入院中の患者には専門的な口腔ケアを必要とするケースが多数あると考えられる．周術期口腔機能管理のみならず，がん患者の緩和ケアに対する口腔ケア，摂食嚥下障害や誤嚥性肺炎の患者の口腔ケア，また入院中の患者のう歯の治療，義歯の調整など歯科医師，歯科衛生士の活躍の場を提供することで，病院内に地域の歯科の先生が気軽に入ることが可能な土壌ができると考えられる．

（2）keyになる歯科医院

　がん患者では，がんの治療を優先するために手術までの日数が非常に短い場合がある．そのような時に緊急対応をしてくれる歯科医院が必要である．また，病状や社会的な背景が複雑なケースでは，気軽に相談できる関係が必要である．地域の歯科医師会と連携する場合，その中に少なくとも1件はkeyとなる歯科医院が必要である．

（3）歯科医師が気軽に往診できる環境が必要

　開業歯科医にとって，病院は完全にアウェイな環境である．たとえば駐車場1つでも往診するのに困ることがある．病棟での対応や記録をどうするのか，病院サイドで歯科医師が働きやすいように工夫する必要がある．当院では歯科医師との連絡は医療事務が入退院などの報告を行うようにしている．

また往診の記録は電子カルテに記載してもらうようなシステムをつくっている（カルテの記入方法や看護師との連絡，医療事務作業補助者〈医療クラーク〉の活用）．

2) 歯科からみて ―医療チームとの連携が近道―

歯科のほうから病院との連携を新たに構築しようとする場合，病院内の医療チームとの連携より開始することを勧める．医療チームは多職種が組織横断的に活動しているので歯科医師が参加しやすい．特に摂食嚥下障害における歯科の役割は大きく，病院内で活動している NST とは連携が取りやすいと考えられる．その後に周術期口腔機能管理の連携も行うのが良いのではないだろうか．

参考文献

1) 日本歯科医師会，日本歯科総合研究機構：病院における医科・歯科連携に関する調査．2018．
2) 内田信之，芝陽子，平形浩喜：歯科のない地域中核病院における医科歯科連携の成果と現状．日本プライマリ・ケア連合学会誌，40：16-20，2017．
3) 内田信之：消化器外科周術期における口腔内の問題と術後合併症．日本口腔ケア学会誌，7(1)：65-68，2017．
4) 髙橋綾，三善潤，佐々木勝忠，ほか：岩手県歯科医師会におけるがん診療医科歯科連携の取り組み（第2報）．みちのく歯學會，45：76-77，2014．

（北川一智）

PFOM

CHAPTER-3
周術期口腔機能管理の実際

CHAPTER-3 周術期口腔機能管理の実際

1 — がん手術

1 がん手術時の周術期口腔機能管理の目的

❶ 感染症合併症の頻度を減少させる

　がん手術時の周術期口腔機能管理の目的は，口腔内の感染源の除去と術後早期の経口摂食支援により，がん手術後の感染性合併症を予防することである．

　がん手術にはさまざまな術後合併症があるが，その中でも手術部位感染（SSI：Surgical Site Infection），遠隔部位感染（RI：Remote Infection）などの感染性合併症の頻度が高い．頭頸部がんや上部消化管がん手術では口腔咽頭の病原性微生物が直接的にSSI原因菌となる可能性が考えられており，口腔咽頭の細菌数を減少させることによりこれらのSSIの発症を抑制することが期待されている．また，代表的なRIである術後肺炎も唾液や咽頭貯留液中の病原性微生物を誤嚥することにより発症すると考えられることから，特に食道がん手術や高齢者のがん手術など嚥下機能低下が予想される患者では，口腔内の細菌数を減らすことが重要である．さらにわれわれの多施設共同研究では，大腸がん手術のSSIについても周術期口腔機能管理により発症を抑制できるという結果が得られた[1]．CDCガイドライン[2]では，手術部位と異なる部位に存在する感染巣はSSIのリスクになることから，待機手術では遠隔感染巣がある場合はあらかじめ治療しておくことが推奨されている．大腸がん手術において周術期口腔機能管理によりSSIが減少する理由として，口腔細菌が直接大腸に流入するというよりは，口腔感染巣が遠隔感染になっている可能性が考えられた．すなわち，がん手術時の周術期口腔機能管理では，①頭頸部がんや上部消化管がんなど口腔に近い部位のがん手術におけるSSI予防，②術後嚥下機能が低下するがん手術における術後肺炎予

> **Point** ①頭頸部がんや上部消化管がんなど口腔に近い部位のがん手術におけるSSI予防
> ②術後嚥下機能が低下するがん手術における術後肺炎予防
> ③遠隔部位への病巣感染の原因となりうる口腔内の感染巣の治療

防，③遠隔部位への病巣感染の原因となりうる口腔内の感染巣の治療の3点が重要であると考えられる．

2 がん手術時の口腔管理の実際

1に述べたようにがん手術時の周術期口腔機能管理では，唾液や咽頭貯留液中の病原性微生物を減少させることと，遠隔部位への病巣感染の原因となりうる口腔内の感染巣を除去することが必要である．

❶ プラークや歯石を除去すると咽頭貯留液中の細菌数は減少するのか？

まず唾液や咽頭貯留液中の細菌数の減少であるが，プラークや歯石を除去するとこれらの細菌数は減少するのであろうか？ プラークは歯面にバイオフィルムを形成し強固に付着しているため，唾液中や咽頭貯留液中へ直接移行することはほとんどない．歯石や歯周ポケット内の細菌も同様に直接唾液中や咽頭貯留液中に遊離してくることはないと考えられる．これはプラークが多量に付着している者と，プラークや歯周ポケットがまったく存在しない無歯顎者とで，唾液中細菌数には差がないことからも明らかである．

唾液中細菌数の多寡に関連する因子として最も影響が強いものは，口腔の自浄作用である[3~5]．すなわち正常な唾液分泌があり嚥下機能に問題がない場合は，プラークや歯石の量，残存歯の有無にかかわらず，唾液中細菌数はほぼ一定であることがわかっている．これに対し唾液分泌や嚥下機能に障害が生じると，短時間のうちに唾液中細菌数は非常に増加する．例えば全身麻酔挿管中は数時間で咽頭貯留液中の細菌数は100倍以上に増加する[4]．これらのことから，唾液や咽頭貯留液中の細菌数減少には唾液分泌→嚥下という口腔の自浄作用が重要であり，そのために早期の経口摂食，特に固形物を咀嚼できるように口腔内状況を整えておくことが周術期口腔機能管理では最も重要である[3~5]．

❷ 抜歯は術前1週間前，できれば2週間前までに

もう1つの目的である口腔感染巣の除去のためには，感染巣を有する歯を術前に治療（抜歯）すること，および手術までに歯周病などの口腔感染症を改善しておくことが必要である．抜歯後感染のリスクを考慮して[6]，抜歯は術前1週間前，できれば2週間前までに行う．多数歯抜歯の場合は，術後早期に経口摂食を可能にするために，即時義歯やテンポラリーブリッジも含めた補綴処置を術前までに行う．抜歯の適応については，手術の侵襲，全身状態，術後化学療法の予定があるかどうかなど，さまざまな因子も考慮したうえで判断するが，一定の基準はこれまで報告されておらず，今後の課題である．

❸ プラークコントロールやスケーリングは手術 1～2 週間前までに

プラークコントロールやスケーリングは口腔細菌の減少のみが目的ではなく，歯周病などの感染巣を改善する目的で行うものであり，手術 1～2 週間前までに施行するのが望ましい．手術前日の剃毛は皮膚の SSI のリスクを増大させるため現在では禁忌とされているが[2]，同じように手術前日の歯肉縁下のスケーリングは，歯肉の炎症を一時的に増悪させる可能性があることや唾液中の細菌数減少効果に乏しいことを考えると，行わないほうがよいと筆者らは考えている．

術後の SSI や誤嚥性肺炎を予防するためには，手術後の口腔管理も重要となる．手術直後はブラッシングではなく含嗽が最も効果的である．含嗽ができない場合，ブラッシングはプラーク中の細菌を口腔内にまき散らし逆に唾液中細菌数を増加させてしまうため，禁忌である．食道がんや頭頸部がん手術，高齢者のがん手術など，術後肺炎のリスクが特に高い場合は，可能なら日中は座位の状態で 3 時間ごとに含嗽をさせる．含嗽ができない場合や挿管中の場合は，口腔内洗浄や薬物塗布を考慮する（CHAPTER-4 Q4, Q14 参照）．

3 がん手術時の周術期口腔機能管理の事例

症例 1（図 3-1-1）　：術後化学療法予定のため感染源の抜歯

56 歳女性　進展乳がんの診断にて手術予定のため，手術 10 日前に周術期口腔管理センターを受診した．パノラマエックス線画像では 8| 残根の他，|345，|56，652| 根尖部に透過像を認め，右下 52| には打診痛があった．|56 はこれまでに数回鈍痛を認めたことがある．

術後化学療法が予定されていることから，術前に 52| の抜歯と，|345 の歯根端切除（|45 は冠除去，|345 とも術中根管充填）を行った．手術後，化学療法前に |56 の抜歯も行った．

手術単独の場合は根尖病巣があっても抜歯しないことが多いが，術後に化学療法も予定されている進展がんであったことから，感染源になりうる歯の抜歯や歯根端切除を行った例である．なお，症状のない根尖病巣は温存することが多い．

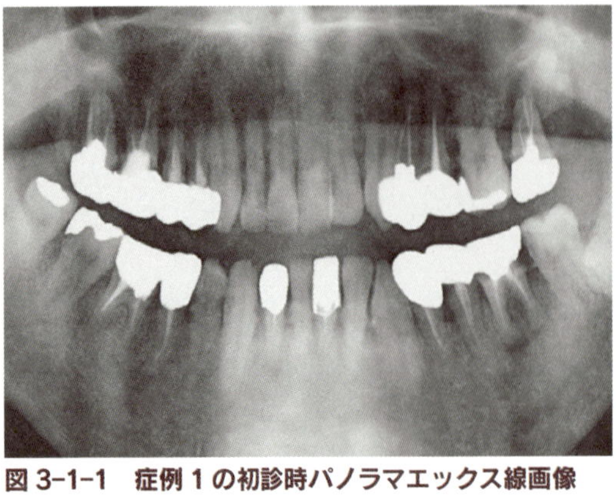

図 3-1-1 症例 1 の初診時パノラマエックス線画像

> **症例2**（図3-1-2）　：術前に動揺歯の抜歯と即日義歯修理
>
> **72歳男性**　直腸がんの診断にて手術予定のため，手術5日前に周術期口腔管理センターを受診した．かかりつけ歯科はあるが2年程受診していなかった．7—5|は部分床義歯，43②①|①②③④⑤⑥⑦はブリッジ，下顎は総義歯が装着されていた．

　上顎のブリッジは動揺度3であり全身麻酔挿管時に脱落の恐れがあった．手術まで日数が少ないこともあり，初診時に上顎の残存歯すべてを抜歯，同日に義歯を補修（増歯）した．手術前日まで口腔ケアおよび義歯調整を行った．腹腔鏡下直腸切除術後5日目に義歯を装着した状態で経口摂食が開始された．

　動揺の著しい上顎のブリッジを除去すると，手術後もしばらく常食の摂取はできなくなる．経口摂食を支援するために，日数は短いが義歯により咀嚼ができる状態にした．

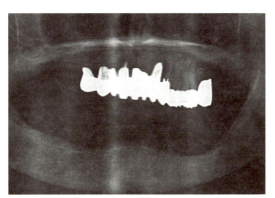

図3-1-2①　初診時パノラマエックス線画像

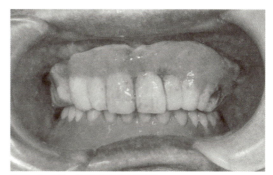

図3-1-2②　抜歯と義歯補修後

参考文献

1) Nobuhara H, et al.：Effect of perioperative oral management on the prevention of Surgical site infection after colorectal cancer surgery：a multicenter retrospective analysis of 698 patients via analysis of corariance using propensity Score. Medicine 2018, in press.
2) Guideline for Prevention of Surgical Site Infection, 1999. Centers for Disease Control and Prevention (CDC) Hospital Infection Control Practices Advisory Committee. Am J Infect Control. 27：97-132；1999.
3) 船原まどか，ほか：嚥下障害を有する胃瘻造設患者に対する適切な口腔ケア方法に関する検討．唾液中の細菌数を指標に．口腔ケア会誌，9：5-11，2015.
4) Funahara M, et al.：Efficacy of topical antibiotic administration on the inhibition of perioperative oral bacterial growth in oral cancer patients：a preliminary study. Int J Oral Maxillofac Surg 44：1225-1230, 2015.
5) Funahara M, et al.：An analysis of the factors affecting the number of bacteria in the saliva of elderly adults in need of care. Int J Gerontol, in press.
6) 金子明寛，ほか：JAID/JSC感染症治療ガイドライン2016―歯性感染症―．日本化学療法学会雑誌，64：641-646，2016.

（五月女さき子）

CHAPTER-3 周術期口腔機能管理の実際

2 ― 心臓手術

1 代表的な心臓疾患と手術時の周術期口腔機能管理の実際

心臓手術を受ける患者では心不全症状を有する患者も多く，全身状態に配慮した周術期口腔機能管理を行う．また，術前または術後長期間にわたり抗血栓療法が行われることや，感染性心内膜炎（IE：infective endocarditis）の発症リスクがあることもあり，周術期口腔機能管理を行ううえで留意が必要である．さらに，心臓手術後には疾患によっては生涯抗血栓療法を続ける場合やIEの予防が必要な場合があり，かかりつけ歯科医との連携も重要となる．ここでは周術期口腔機能管理を行ううえで注意が必要な代表的な心疾患（表3-2-1）について簡単に述べるとともに，われわれがかかりつけ歯科医との情報共有のために作成した「IE予防手帳」についても紹介する．

❶ 先天性心疾患[1]

先天性心疾患児は生産児の約1%の頻度で出生する．医療技術の発達により先天性心疾患をもつ新生児および乳児期の生存率は向上し，成人まで生存する患者が増加しており，もはや小児の疾患のみでなく成人の疾患になりつつある．主な症状として循環不全（心不全）やチアノーゼがある．

表3-2-1 代表的な先天性心疾患

疾患名	病態
心室中隔欠損	先天性心疾患の中で最も頻度が高い
心房中隔欠損	肺血管の閉塞性病変が進行するのは20歳代以降が多い
房室中隔欠損	出生児の約0.02%，先天性心疾患の約5%，Down症候群の15〜20%に起こる
動脈管開存	生後2〜3週で閉鎖する動脈管が開いたままの状態のもの．高度の肺高血圧を合併する場合と細く心雑音のない場合を除き，感染性心内膜・血管内膜炎の予防などを目的に治療適応となる．
Fallot四徴症	肺動脈狭窄，心室中隔欠損，大動脈騎乗，右室肥大の四徴からなる
完全大血管転位	右心室から大動脈が左心室から肺動脈が起始する心疾患で心房・心室関係が一致している．上下大静脈から還流する静脈血が大循環に流れるためチアノーゼを主症状とする．

（日本循環器学会ほか，2017[1]より一部抜粋）

❷ 虚血性心疾患[2)]

　狭心症と心筋梗塞がある．狭心症は心筋酸素の需要と供給の不均衡により生じる一過性かつ可逆性の心筋虚血である．初発時から時間が経過し，発作の強度や持続時間，頻度がほぼ一定状態の安定狭心症，冠動脈の硬化による血管内腔の狭小化のため，労作による心筋酸素需要が増大した際に相対的な酸素の供給低下が生じる労作時狭心症，心筋梗塞と同様の病態だが，わずかに冠動脈血流が残存，または間欠的に閉塞と再灌流を繰り返すことで心筋壊死を伴わない状態である不安定狭心症などに分類される．

　狭心症の治療は，発作の緩解および予防により生活の質（QOL）を維持・改善すること，および不安定化や心筋梗塞への移行による心臓突然死の予防で生命予後を改善することを目標とする．また，生活習慣病が基になっていることも多く，生活習慣の改善も重要な治療の1つである．舌下錠やスプレー（口腔内噴霧）などの短時間作用型硝酸薬やβ遮断薬，カルシウム拮抗薬，Kチャネル開口薬，抗血小板薬，スタチン，降圧薬などの薬物療法や，血管再建術として冠動脈形成術（PCI：percutaneous coronary intervention）や冠動脈バイパス術（CABG：coronary artery bypass grafting）が行われることがある．

　心筋の栄養血管である冠動脈血流の低下または途絶により心筋壊死が生じる病態を心筋梗塞という．多くの急性心筋梗塞は冠動脈の粥状（アテローム）硬化巣の不安定化とプラーク破綻または血栓を生じることにより発症する．発症から冠動脈血流再開までの時間が予後に影響するため早期の的確な診断とそれに続く再灌流療法が重要である．初期治療として，安静，酸素投与，疼痛除去，硝酸薬の投与，アスピリンとヘパリンの投与などが，再灌流療法として経静脈的血栓溶解療法と冠動形成術（PCI：percutaneous coronary intervention）や冠動脈バイパス術（CABG：coronary artery bypass grafting）による血行再建などがある．

　血栓溶解療法は簡便に行えるため早期の再灌流で梗塞サイズの縮小が期待できる．しかし，再開通率は60％前後で，禁忌症例があり出血性合併症の頻度増加などの問題点がある．わが国のガイドラインではPCIが実施困難な施設で可能な施設への搬送に90分以上要する場合には血栓溶解療法を検討することが推奨されている．

　PCIは血栓溶解療法に比べて再開通は高く，出血性合併症が少ない．わが国では発症12時間以内で来院後90分以内に血行再建可能な場合，第一選択とする施設は多い．この場合ステント留置することが多く，ステント内血栓閉塞を予防するため初期投与としてバイアスピリン＋プラビックスを使用する．

CABGは左冠動脈主幹部またはこれに相当する部位（左前下行枝近位部と左回旋枝入口部病変）の高度狭窄例，重症三枝病変例，心筋虚血が持続しているPCI不成功例，血行動態が不安定でPCI施行困難な症例などで適応がある．

❸ 心臓弁膜症[3]

近年では加齢，動脈硬化を原因とした大動脈弁疾患（石灰化による狭窄症），変性疾患による僧帽弁閉鎖不全症の増加がみられる．心臓弁膜症は，その病因によって発症の仕方が異なる．

狭窄症の多くは慢性である一方，逆流性は急性発症が多い．乳頭筋断裂による急性僧帽弁閉鎖不全は時間単位で肺水腫に至り，感染性心内膜炎による大動脈弁逆流は日単位で心不全が進行する．腱索断裂による僧帽弁閉鎖不全は内科治療が一時的に奏功した後に左室拡大が進行して手術適応となる，など多彩なパターンがある．

大動脈弁膜症では特徴的な所見として，脳血流不全による失神や心筋血流不全による狭心痛がある．無症状の期間が長く，心筋肥大が高度となってから症状が出現する．特に左心不全症状は心不全死や突然死の危険がある．また，失神や狭心痛も急速な心不全の進行に結び付き，2〜3年以内に死亡する危険が大きい．

僧帽弁膜症では早期から肺うっ血などによる症状が出現しやすい．さらに心房細動などの不整脈や血栓塞栓症が出現するが，多くは不可逆性の左室肥大には達しておらず，心機能も比較的保たれている．

治療として薬物療法など内科的治療もあるが，外科的治療においては弁形成術，弁置換術（機械弁・生体弁）が行われる．術後は抗凝固療法が継続されることが多い．

❹ 感染性心内膜炎（IE：infectious endocarditis）[4]

感染性心内膜炎は弁膜や心内膜，大血管内膜に細菌集簇を含む疣腫を形成し，菌血症や血管塞栓，心障害などを引き起こす疾患である．発症には，弁膜疾患や先天性心疾患に伴う異常血流の影響や，人工弁置換術後例等異物の影響で生じた非細菌性血栓性心内膜炎が重要と考えられている．罹患した場合，院内死亡率は約15〜20％，1年死亡率は約30〜40％と高いため，診断・治療の遅れは致命的となる可能性が高い．IEの頻度はそれほど高くないが，最近では高齢の罹患率が増加しており，その致死率の高さが指摘されている．また特に医療行為関連については人工弁置換術症例における人工弁IEや，ペースメーカーだけでなく植え込み型除細動器などによる心内リードに

おけるデバイス関連IEなど，今後さらに増加する可能性がある[9]．

IEは前述のように発症すると致命的になる可能性が高く，一度治癒しても再発症例も多い．このため，発症予防が最も重要となる．中でも観血的処置を伴う歯科治療は注意すべき手技の1つであり周知の事実であるため，歯科医師・歯科衛生士は適切な知識と対応が求められる（IEの歯科的対応についてはCHAPTER-4 Q11を参照）．

❺ 心不全

心臓の血液拍出が不十分であり，全身が必要とするだけの循環量を保てない病態を心不全という．左心と右心のどちらに異常があるかによって，体循環系と肺循環系のどちらにうっ血が出現するかが変わり，これによって症状も変化する．急性心不全と慢性心不全があり，例えば心筋梗塞に伴う心不全は急性心不全，心筋症や弁膜症に伴う心不全は慢性心不全である．

心不全の診断や原因疾患の特定は心エコー検査によって行われることが多い．口腔管理を行ううえで心不全の程度を知ることは重要であるが，心不全の重症度を知るうえでNYHA分類や，脳性ナトリウム利尿ペプチド（BNP）がしばしば用いられる．NYHA分類は通常の日常生活は制限されない1度から軽度の活動でも症状を生じる4度まで4段階に分類される．BNP（あるいはNT-proBNP）は主として心室にて壁応力（伸展ストレス）に応じて速やかに生成・分泌されるため，心不全の重症度を血液検査で判定できることから，臨床現場で広く用いられるようになった．しかし歯科治療の安全性との関連については今後の検討が必要である．

❻ 抗血栓療法

心臓手術を受ける患者では，疾患により抗血栓療法が長期間行われることもある．抗血栓療法時の注意点についてはCHAPTER-4 CQ12を参照．

2 かかりつけ歯科との情報共有（IE予防手帳）

心臓手術が終わって退院後は，かかりつけ歯科医により生涯口腔管理が継続される場合もある．そのため，患者教育とかかりつけ歯科医への情報提供を兼ねて，小冊子（IE予防手帳とよんでいる）を作成した（図3-2-1）．退院時までに心臓血管外科医により必要事項を記載のうえ，患者に手渡してもらうようにしている．

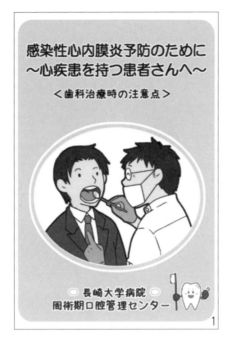

図 3-2-1　IE 予防手帳の内容

要な場合があります。必ず主治医の歯科医師にそのことを伝えて、適切な予防処置を受けて下さい。

グループA：特に重篤な感染性心内膜炎を引き起こす可能性が高く、抗菌薬を予防投与すべきもの
- □人工弁置換術後
- □弁形成術後
- □感染性心内膜炎の既往
- □複雑性（チアノーゼ性）先天性心疾患（完全大血管転位，ファロー四徴症など）
- □体循環系と肺循環系の短絡造設術を実施した患者
- □弁機能不全が進行している心臓移植患者

グループB：感染性心内膜炎を引き起こす可能性があり、抗菌薬の予防投与を考慮すべきもの
- □ほとんどの先天性心疾患（予防投与が必要ないとされるものを除く）
- □後天性弁膜症（大動脈弁・僧帽弁の狭窄症や閉鎖不全症など）
- □閉塞性肥大型心筋症
- □弁逆流を伴う僧帽弁逸脱
- □心臓ペースメーカーやICD（植え込み型除細動器）
- □中心静脈カテーテル留置

グループC：抗菌薬の予防投与が必要ないとされるもの
- □心房中隔欠損症（二次孔型）
- □下記の先天性心疾患の修復術後6か月以上が経過し、残存短絡のないもの
  　心室中隔欠損症・動脈管開存症・心房中隔欠損症
- □冠動脈バイパス術後
- □弁逆流のない僧帽弁逸脱
- □生理的あるいは機能的心雑音
- □弁機能不全を伴わない川崎病の既往
- □弁機能不全を伴わないリウマチ熱の既往

（日本循環器学会「感染性心内膜炎予防と治療に関するガイドライン・2008年改訂版」より一部改変）

あなたの心疾患は
グループ［ A ・ B ・ C ］に該当します。
他の全身疾患等も考慮し、あなたは抗菌薬予防投与が［ 必要・不要 ］です。

（担当医）＿＿＿＿＿＿＿＿科＿＿＿＿＿＿＿＿

＜抗菌薬予防投与方法＞
各用量で治療前1回のみ投与する

対象	抗菌薬	投与方法
経口投与可能	アモキシシリン（サワシリンカプセル250、ワイドシリン細粒200など）	成人：2g又は30mg/kg注1, 2 を処置1時間前に経口投与 小児：50mg/kgを処置1時間前に経口投与
経口投与不能	アンピシリン（ビクシリン注射用0.5g, 2gなど）	成人：2gを処置前30分以内に筋注または静注（筋注の場合は、ビクシリン1gあたり注射用水3～4mlにて溶解し投与） 小児：50mg/kgを処置前30分以内に筋注または静注

注1：2gの大量投与が必要です。サワシリンカプセル250の場合は8CPです。
注2：体格・体重に応じて減量可能。

- □ペニシリンアレルギーを有し、経口投与が可能な場合は、クリンダマイシン（ダラシンカプセル150mgなど）成人：600mgを処置1時間前に経口投与、小児：20mg/kgを処置1時間前に経口投与、アジスロマイシン（ジスロマック錠250mgなど）成人：500mgを処置1時間前に経口投与、小児：15mg/kgを処置1時間前に経口投与とします。
- □ペニシリンアレルギーを有し、経口投与不能の場合は、クリンダマイシン（ダラシンS注射液600mgなど）成人：600mgを処置前30分以内に静注、小児：20mg/kgを処置前30分以内に静注とします。
- □抗凝固薬使用中の場合は、筋注は行わないようにして下さい。
- □対処が困難な場合は、長崎大学病院周術期口腔管理センターまでご連絡またはご紹介下さい。

長崎大学病院　周術期口腔管理センター
（TEL）095-819-7748

作成：長崎大学病院
　谷川和好、三浦　崇（心臓血管外科）、恒任　章（循環器内科）、
　古本朗嗣（熱研内科）、泉川公一（感染制御教育センター）、
　柳原克紀（検査部）、林田　咲（周術期口腔管理センター）

図 3-2-1　IE予防手帳の内容（つづき）

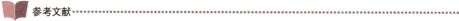

参考文献

1) 日本循環器学会，日本胸部外科学会，日本外科学会，日本小児科学会，日本小児循環器学会，日本心臓血管外科学会，日本心臓病学会，日本心電学会，日本超音波医学会：循環器病の診断と治療に関するガイドライン（2007年度合同研究班報告）先天性心疾患の診断，病態把握，治療選択のための検査法の選択ガイドライン．
2) 日本循環器学会，日本栄養・食料学会，日本高血圧学会，日本更年期医学会，日本小児循環器学会，日本心臓病学会，日本心臓リハビリテーション学会，日本糖尿病学会，日本動脈硬化学会，日本老年医学会：循環器病の診断と治療に関するガイドライン（2011年度合同研究班報告）虚血性心疾患の一次予防ガイドライン（2012年改訂版）．
3) 堀　正二，ほか編：循環器疾患最新の治療2012-2013．南江堂，東京，2012．
4) 日本循環器学会，日本胸部外科学会，日本小児循環器学会，日本心臓病学会：循環器病の診断と治療に関するガイドライン（2007年度合同研究班報告）感染性心内膜炎の予防と治療に関するガイドライン（2008年改訂版）．

（林田　咲）

CHAPTER-3 周術期口腔機能管理の実際

3 — 臓器移植手術

1 臓器移植の現状

　臓器移植とは，機能の低下した臓器を他者の健康な臓器と取り替えて機能を回復させる医療である．1997年に「臓器移植法」が施行され，脳死後の心臓，肺，肝臓，腎臓，膵臓，小腸，眼球（角膜）の提供が可能になった（2009年に改正）．わが国では13,000人以上が移植待機登録しているが，移植手術件数は年間300〜400件にとどまっている．また脳死臓器移植に対する考え方が欧米と比較して慎重であり，脳死移植があまり進んでいないが，その一方で，肝移植，肺移植や腎移植は生体移植が選択される頻度が高い[1]．

2 歯科治療上とくに留意すべき臓器移植手術

　移植術後における最大の課題は拒絶反応と感染の防止である．表3-3-1に臓器移植に用いられる免疫抑制剤を示す．現時点ではタクロリムス（もしくはシクロスポリン）＋ミコフェノール酸モフェチル＋メドロール（メチルプレドニゾロン）を中心とした標準的三薬併用療法が行われている．

　臓器免疫は今後，通常の免疫抑制剤の減量と離脱，さらに免疫寛容の獲得の方向に進むといわれている．実際，ステロイドからの早期減量から離脱療法が可能になり多くの施設で臨床応用されている．

表3-3-1 臓器移植に用いされる免疫抑制剤

薬物群	薬物名	副作用
カルシニューリン阻害剤	タクロリムス，シクロスポリン	肝，腎毒性，嘔気嘔吐，振戦，高血糖，高血圧
副腎皮質ステロイド	プレドニゾロン，メチルプレドニゾロン	消化性潰瘍，高血糖，高血圧，満月様顔貌
代謝拮抗薬	アザチオプリン，ミゾリビリン，ミコフェノール酸モフィチル	骨髄抑制，感染症
抗リンパ球抗体	OKT3，バシリキシマブ，リツキシマブ	骨髄抑制，感染症
mTOR阻害剤	エベロリムス	口内炎，脂質異常症，創傷治癒遅延，骨髄抑制，感染症

歯科治療上，特に重要と思われる臓器移植と留意点について述べる．

❶ 心臓移植

心臓のポンプ機能が低下すると，肺，体静脈系または両系にうっ血をきたし，労作時呼吸困難，息切れ，尿量減少，四肢の浮腫，肝腫大，致死的不整脈の出現も高頻度にみられる慢性心不全となり，生命予後はきわめて悪い．そのため移植が必要となってくる．2011年4月に植込型補助人工心臓（現在では埋め込み型LVAD）が心移植までの保険償還されたことから心移植実施例数は増加したが，待機日数は長期化している．移植後比較的早期（3か月以内）の急性拒絶や感染症は死につながるため術後管理が重要である．移植は65歳までとなっている．

歯科治療においては全身状態の把握，感染予防と出血に注意が必要である．心臓移植待機患者は重度の心不全状態であり，歯科治療にどの程度耐えられる状態であるか判断しなければならない．NYHA（New York Heart Association）分類[2]やAHA/ACC（American Heart Association/American College of Cardiology）ステージ分類[3]は心不全の重症度を評価するため参考となる．NT-proBNP（N-terminal pro-brain natriuretic peptide）は臨床での補助診断の1つとして有用であり，重症度に応じて血中濃度が上昇するが，400～900 pg/mLで心不全疑い，4,000 pg/mL以上で重度心不全である．また感染予防に関しては心臓移植患者に対する観血的処置への抗菌薬の予防投与方法に一定の見解はないが，AHAは拒絶反応がある時期には，後天的な弁の機能不全の危険性があることや免疫抑制剤を連続して使用していることより，歯科治療による心内膜炎の危険性は中等度のものとして分類している[4]．観血処置1時間前の抗菌薬投与は有効である．HAS-BLEDスコアは抗凝固療法中の心房細動患者における出血リスクを評価するので，観血処置の際の参考となる．ワルファリン服用の場合，PT-INRは3.0以下であることが望ましい．新規経口凝固薬ではエビデンスが確立していないため，特に注意が必要である（CHAPTER-4 Q12参照）．抜歯時は，圧迫止血，縫合をしっかり行う（CHAPTER-3 2，CHAPTER-4 CQ11参照）．心臓移植後5年までに移植後冠動脈硬化症（CAV：cardiac allograft vasculopathy）が約30％程度発症する[5]とされ，また移植心は除神経により心臓の虚血に対して狭心痛を自覚しにくい状態であることから，歯科治療に際しては動悸や呼吸に注意する必要がある．CAVおよび腎機能の維持のためにmTOR阻害剤が臨床応用され始めている[6]．

❷ 肝移植

　肝臓は，体内最大の代謝器官であり同時に細網内皮系を有するため自己防御機構の中心的役割を担う．これらの機能が破綻した状態が（慢性）肝不全であり意識障害，黄疸，腹水や消化管出血などが発生し，根本的な治療として移植が選択されることになる．日本では脳死移植があまり進んでいないため，生体肝移植が選択される頻度が高い[7]．症例数の蓄積とともに肝移植の周術期管理方法も進歩し，移植後の治療成績も良好な結果が得られるようになり，末期肝不全に対する唯一の根治療法として肝移植はわが国においても確立した医療となったといえる．移植は Child-Pugh[8]スコアを参考にし，Child-Pugh C，あるいはそれに近い Child-Pugh B でコントロールが不良な肝不全症状が出ている状態が適応となる．また肝移植の適応時期を評価する指標として，MELD (Model for End-Stage Liver Disease)[9]スコアがありアメリカでは脳死肝移植を受ける優先権の決定に利用されている．MELD スコアが 25 点を超えると生体肝移植後の患者生存率が低下するため，脳死移植の進んでいない日本では移植後の生存率に利用している．移植の成否は手術そのものだけではなく感染予防などの術後管理に左右されるとされ，出血と血栓，拒絶反応と感染症，細菌感染と真菌感染といった，相反する治療のバランスのうえに成り立っている．

　肝移植患者の歯科治療の最大の目的は感染予防である．術後 6 か月を過ぎると免疫抑制剤の種類や量も減ることから抜歯を含めたほとんどの歯科治療が安全にできるが，術後 6 か月以内に歯性感染症を生じるとその対応は困難となることもある．そのため，感染源になりうる歯は移植前に抜歯しておくことが望ましいとされている[10]．移植前は肝不全の状態であり出血性傾向を有する．血小板機能と凝固機能の両者が同時に障害されているため，特発性血小板減少性紫斑病（ITP）やワルファリン服用者とは異なった対応が必要となる可能性もある[11]．また免疫機能が低下していることから必要に応じて術前抗菌薬の投与，抜歯後感染予防のための抗菌薬投与も必要である．投与の際は肝排泄性のテトラサイクリン系やマクロライド系は投与を避け，腎代謝系のものを用いる．観血処置前には採血し血液データを確認することが重要である．抜歯時は圧迫止血，縫合をしっかり行う（CHAPTER-4 CQ13 参照）．

❸ 腎移植

　腎臓は血液中の老廃物や余分な水分を尿として排出する機能がある．腎機能が低下すると疲労感，浮腫，貧血，血圧上昇，血中カルシウム濃度の減少などがみられる腎不全の状態になるが，これは腎臓の機能が正常の 10〜

15％以下であり，透析（血液透析，腹膜透析）を行っている場合がほとんどである．つまり移植が必要な患者は末期腎不全の状態である．口腔関連では口腔乾燥，味覚異常，口腔粘膜の蒼白・出血斑，血腫，口内炎などの症状を呈する．また骨・ミネラル代謝異常により腎性骨異栄養症（ROD：renalosteodystrophy）の症状として，骨膜下吸収，関節周辺骨の吸収および軟組織における石灰化が発症[12]することや，骨粗鬆症に類似した骨病変が発症[13]することが報告されている．

　歯科治療においては全身状態の把握，感染予防に注意が必要である．血液透析時はヘパリンに代表される抗凝固薬を使用しており止血しにくく，また免疫機能の低下により易感染性の状態である．特に抜歯等の観血処置を行う場合は非透析日に行う．これは前日の透析で血中の老廃物の除去や電解質の補正が行われているからである．感染予防に対しては抜歯1時間前の抗菌薬投与を行い術後も投与を行う．抗菌薬は主として腎臓から排泄されるため，腎機能が低下している場合，血中濃度が上昇し，薬効の増強や副作用の発現頻度が増大する可能性がある．クレアチニンクリアランス：Ccr（mL/分）に応じて減量や投与間隔の延長を行う必要がある[14]．鎮痛薬では非ステロイド性鎮痛薬（NSAIDs）は避け，アセトアミノフェンを使用するのが望ましい．

　移植前の患者は，移植が必要な臓器以外にもさまざまな臓器の機能が低下している場合が多い．「おくすり手帳」を確認するだけではなく，かかりつけ医に対診を取り，現時点での全身状態を把握する必要がある．多数歯抜歯など抜歯後リスクが高いと予想される場合，入院設備の整った病院に紹介するか，緊急時にも対応できる体制を整えておく必要がある．移植後免疫抑制剤は一生飲み続けることになるが，術後3か月以内はリスクが高い．その後徐々に減量されるため，術後6か月を過ぎればある程度の歯科治療は可能となる．

参考文献

1) 一般社団法人日本移植学会HP：http://www.asas.or.jp/jst/general/introduction/qa9.html
2) 「循環器病の診断と治療に関するガイドライン：慢性心不全治療ガイドライン（2010年改訂版）
3) Nishimura, et al.：2017 AHA/ACC Focused Update of the 2014 AHA/ACC Guideline for the Management of Patients With Valvular Heart Disease. A Report of the American College of Cardiology/American Heart Association Task Force on Clinical Practice Guidelines.
4) Dajani AS, et al.：Prevevtion of bacterial endocarditis：recommendations by The American Heart Association. J Am Dent Assoc 128：1142-1151, 1997.
5) Taylor DO, et al.：Registry of the International Society for Heart and Lung Transplantation：twenty-fifth official adult heart transplant report—2008. J Heart Lung Transplant 27：943-956, 2008.
6) Andreassen AK, et al.：Everolimus initiation and early calcineurin inhibitor withdrawal in

heart transplant recipients：a randomized trial. Am J Transplant 14：1828-1838, 2014.
7) 猪股裕紀洋，ほか：肝移植症例登録報告．移植50：156-169, 2015.
8) Pugh RN, et al.：Transection of the oesophagus for bleeding oesophageal varices. Br J Surg 60：646-649, 1973.
9) Wiesner RH, et al.：MELD and PELD：application of survival models to liver allocation. Liver Transpl 7：567-580, 2001.
10) Douglas LR, et al.：Oral management of the patient with end-stage liver disease and the liver transplant patient. Oral Surg Oral Med Oral Pathol Oral Radiol 86：55-64, 1998.
11) 五月女さき子，ほか：肝移植待機患者の抜歯後出血に関する臨床的検討：単施設20例の後ろ向き調査．有病者歯科，26：79-84, 2017.
12) Johnson C, et al.：Roentogenographic manifestations of chronic renal disease treated by periodic haemodialysis. Am J Roent 101：915-926, 1967.
13) Doyle FH：Radiologic assessment of endocrine effects on bone. Radiol Clin North Am 5：289-301, 1967.
14) 腎機能低下時に最も注意の必要な薬剤投与量一覧（2017改訂30版）日本腎臓病薬物療法学会 https://www.jsnp.org/ckd/yakuzaitoyoryo.php

〔五月女さき子〕

4 — 放射線治療

1 頭頸部への放射線治療による有害事象と予防のための周術期口腔機能管理

頭頸部への放射線治療には，さまざまな有害事象がある（**表 3-4-1**）．早期障害のうち，口腔粘膜炎は 20 Gy 程度照射時より発症し，患者の QOL を著しく低下させるだけではなく，治療の完遂にも影響を与えることがある．口腔乾燥症は一般には非可逆的で生涯続くことが多く，患者の QOL の低下や放射線性う蝕の原因の1つにもなる．味覚異常も患者の QOL を損なうが，数か月後には改善することが多いとされる．

これらの有害事象を抑制する目的で周術期口腔機能管理が行われるが，有効な管理方法についてはいまだ確立しているとはいえない．ここではいくつかの口腔管理方法の具体例を紹介する．

2 NCCN ガイドラインに記載されている口腔管理方法

NCCN（National Comprehensive Cancer Network）ガイドライン[1]には，口腔乾燥症，開口障害，放射線性顎骨壊死（ORN），放射線性う蝕の予防法について記載されているが，口腔粘膜炎予防について触れられていない．

口腔乾燥症については，唾液代用剤の使用の他，キシリトールガムなどの味覚刺激剤や，ピロカルピンなどの抗コリン作動薬を使用することを推奨している．開口障害については，開口訓練器具を用いたリハビリテーションを推奨している．ORN に対しては，照射前の歯科評価と感染源の除去，照射後の定期的な口腔管理などが，放射線性う蝕に対しては，定期的な口腔管理フッ化物の局所応用などが推奨されている（**表 3-4-2**）（CHAPTER-4

表 3-4-1 頭頸部への放射線治療に伴う障害

早期障害	口腔粘膜炎 口腔乾燥症 口腔感染症 味覚異常
晩期障害	瘢痕形成，開口障害 軟組織壊死，難治性潰瘍 放射線性う蝕 放射線性顎骨壊死（ORN）

表 3-4-2　放射線治療に伴う周術期口腔機能管理の方法

		放射線治療前	放射線治療中			放射線治療後
口腔粘膜炎の重症度 NCI-CTCAE v4.0*1			Grade 1	Grade 2	Grade 3	放射線治療後，約1か月程度で口腔粘膜炎は治癒
			症状がない，または軽度の症状がある；治療を要さない	中等度の疼痛；経口摂取に支障がない；食事の変更を要する	高度の疼痛；経口摂取に支障がある	
			fig. 1 特徴：発赤	fig. 2 特徴：白色偽膜を伴う	fig. 3 特徴：自然出血	
			40 Gy を過ぎた頃から口腔粘膜炎発症が認められる			
がん治療医	栄養		酸味刺激物食の中止，常温食や軟らかい食事への変更，経口摂取併用経管栄養			
	疼痛コントロール		カロナールまたは NSAIDs の処方とオピオイドの追加処方			
	皮膚のケア 唾液分泌促進剤		皮膚ケアマニュアル（表 3-4-2）に従う，必要に応じて皮膚科に紹介 照射野に耳下腺が含まれる場合は照射開始日からピロカルピン塩酸塩の投与*4			
口腔管理担当歯科医師		2 週間前までに感染源となり得る歯の抜歯*2 スペーサー作製*3 う蝕治療 歯周病の治療 義歯調整	放射線性口腔粘膜炎へステロイド軟膏をオリーブ油®で溶いて塗布指導*5 清保と保湿の評価 口腔カンジダ症の早期発見→抗真菌薬の投与*6 (歯性)感染症の早期発見			根面う蝕予防のためのフッ化物局所応用
	含嗽剤	アズノール	キシロカインビスカス*7や生理的食塩水*8			
歯科衛生士	ケア	歯石除去と歯面清掃 フッ化物塗布 舌苔除去	1 週間に 1 度，保清と保湿に重点をおいた専門的口腔清掃			フッ化物配合歯磨剤の指導：1 日 2 回
	指導		口腔清掃指導：歯ブラシ，歯間ブラシ，舌ブラシ，スポンジブラシを用いたセルフケアの確立と習慣化 含嗽指導 保湿剤指導（ジェルやスプレータイプ）			

*1　http://www.jcog.jp/doctor/tool/CTCAEv4J_20130409.pdf　アクセス日：2017 年 12 月 15 日
*2　放射線性顎骨壊死予防のため，炎症症状のある歯・智歯周囲炎の既往のある歯・予後不良な歯を抜歯する．
*3　頬粘膜の散乱線による重度の口腔粘膜炎予防のため上下顎のマウスピースを作成する．通常，厚さ 3 mm のシートで作成するが，金属冠で修復されている場合，シートを 2 枚重ねて 3〜5 mm 厚さのものを作成する．
*4　放射線治療開始日から 15 mg 分 3 で投与する．多汗の訴えが強い場合には，10 mg 分 4（食後と就寝前）で投与する．
*5　ステロイドの抗炎症作用を期待して粘膜への保持のため軟膏を用いる．また，粘膜へなじみをよくするため食用オイルで溶いて塗布する．
*6　浅在性のカンジダ症であるので，第一選択薬はファンギゾン®やフロリードゲル®の局所投与である．
　　口腔粘膜炎に対するステロイド軟膏塗布を一旦中止して抗真菌薬を投与する．口腔カンジダ症が治癒したら，抗真菌薬の投与を中止して再び口腔粘膜炎へステロイド軟膏塗布を開始する．
*7　局所麻酔下の含嗽剤は舌を咬んだりするので注意が必要．鎮痛剤による疼痛コントロールが基本である．
*8　含嗽剤や水にしみる場合に用いる．放射線治療による喀痰量が増えるために含嗽は必要である．

Q6, Q7 参照）．

3 MASCC/ISOO ガイドラインに記載されている口腔粘膜炎対策

　MASCC/ISOO Clinical Practice Guideline for the Management of Mucositis Secondary to Cancer Therapy[2]）には，がん治療時に生じる口腔粘膜炎の対策が記載されている．それによると，50 Gy 未満の照射線単独療法では消炎鎮痛剤であるベンジダミンの含嗽が有効であることが示されている．また，放射線治療や化学放射線治療の際にドキセピンの含嗽やモルヒネの含嗽，亜鉛サプリメントの内服，化学療法を併用しない放射線治療の際に低出力レーザー治療あるいは口腔ケアが，弱いエビデンスで推奨されるとの記載がある．しかしこれらの予防策のいずれも，わが国では保険適応の問題もあり，一般化していないのが現状である．

4 当院で行っている有害事象予防バンドル

　放射線治療時の有害事象，特に口腔粘膜炎の予防に高いエビデンスレベルで推奨される方法はない[3,4]．筆者らはエビデンスが低くても有効との報告がある予防策をまとめて実施することにより，有害事象を少しでも抑制できないかと考え，「放射線治療時の有害事象予防バンドル」を 2014 年に提唱した[5]．これは，1）感染源になる歯の照射前抜歯，2）スペーサーの作製，3）保清と保湿に重点を置いた口腔ケア，4）塩酸ピロカルピンの投与，5）デキサルチン®口腔用軟膏＋オリブ油®の粘膜炎への塗布，6）皮膚ケア（表 3-4-3），7）フッ化物局所応用の 7 つの予防策からなるものである．本バンドル

表 3-4-3　皮膚ケアマニュアル

	Grade 1	Grade 2	Grade 3	Grade 4
スキンケア	スキンケアの 3 原則「保清・保湿・保護」 ①石けんを手でよく泡立てる ②泡で優しく擦らずに照射野全体になでるように皮膚に載せる ③シャワーのお湯で流す ④湯上りのタオルは押さえ拭きで優しく			
治療	ヘパリン類似物質 ヒルドイドローション medium クラスのステロイド ロコイド軟膏 発赤がある場合 strong クラスのステロイド リンデロン V 軟膏等		strong クラスのステロイド リンデロン V 軟膏等	strong〜very strong クラスのステロイド リンデロン V アンテベード プロスタグランディン軟膏 ゲーベンクリーム

（長崎大学病院放射線科「放射線性皮膚炎の治療マニュアル」より）

の有効性について現在臨床研究を行っているところである.

参考文献

1) NCCN Clinical Practice Guidelines in Oncology (NCCN Guidelines). Head and Neck Cancers Version 2. 2018.
   https://www.nccn.org/professionals/physician_gls/pdf/head-and-neck.pdf
2) Lalla RV, et al.：MASCC/ISOO clinical practice guidelines for the management of mucositis secondary to cancer therapy. Cancer 120：1453-1461, 2014.
3) Jensen SB, et al.：Systematic review of miscellaneous agents for the management of oral mucositis in cancer patients. Support Care Cancer 21：3223-3232, 2013.
4) Rodriguez-Caballero D, et al.：Cnacer treatment-induced oral mucositis：a critical review. Int J Oral Maxillofax Surg 41：225-238, 2012.
5) Kawashita Y, et al.：Prophylactic bundle for radiation-induced oral mucositis in oral or oropharyngeal cancer patients. J Cancer Res Ther 2：9-13, 2014.

(川下由美子)

CHAPTER-3 周術期口腔機能管理の実際

5 ─ 化学療法

1 化学療法における周術期口腔機能管理の目的

　化学療法が開始すると全身にさまざまな副作用が起こる（図3-5-1）．口腔内では，口腔粘膜炎のほか，歯性感染症の悪化，口腔乾燥，味覚異常，カンジダ性口内炎，知覚過敏などが生じる．特に口腔粘膜炎や歯性感染症が原因で菌血症や敗血症を引き起こし，治療の中断を余儀なくされる場合があるため，化学療法中は周術期口腔機能管理を継続的に行う必要がある．

2 化学療法前の周術期口腔機能管理─感染源の除去をどの程度行っておくべきか

　化学療法開始前には，パノラマエックス線写真を撮影し口腔領域を広く精査する．そして，う蝕，根尖性歯周炎，重度歯周病などの感染源の除去と，咬合機能や口腔衛生状態の改善を行い，口腔内環境を良好にしておく必要がある．また，口腔粘膜炎の発症・悪化を予防するために，口腔清掃についての患者教育が必要である．周術期口腔機能管理のスケジュールを図3-5-2に示す．

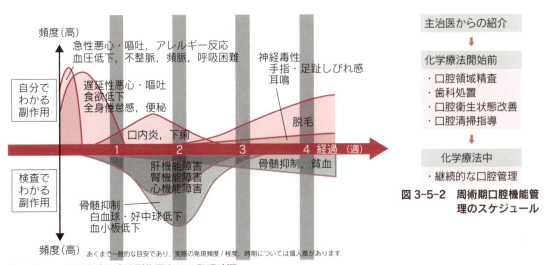

図3-5-1　化学療法治療の副作用とその発現時期
国立がん研究センターがん情報サービスより引用

図3-5-2　周術期口腔機能管理のスケジュール

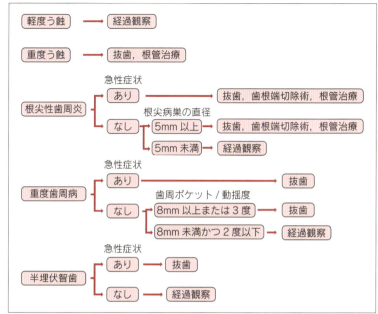

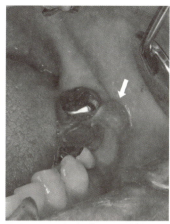

図3-5-4 血液がん化学療法中に7歯槽膿瘍が発症した例

図3-5-3 化学療法開始前に行う歯科治療（十分な時間がない場合）

　化学療法開始前に感染源の除去をどの程度行っておくべきか，いまだ明確な答えはないが，急性症状の既往のある感染源については除去しておくべきである[1-3]．化学療法開始前は，歯科治療を行う時間が十分にない場合が多く，急性症状の既往のない重度のう蝕，病巣の直径≧5 mmの根尖性歯周炎，歯周ポケット≧8 mmまたは動揺度3度の重度歯周病については治療を行い，それ以外は経過観察を行うことが，これまでのいくつかの報告の中で概ね一致している見解である（**図3-5-3**）[1,2,4]．ただし，血液がん化学療法や造血幹細胞移植前処置など一定期間骨髄抑制の起こるレジメン（好中球絶対数<500/μL）の場合は，感染源が悪化する可能性が高まることを考慮しなければならない（**図3-5-4**）[1]．そして，特に抜歯や歯根端切除術などの外科処置は，化学療法開始前約7日までに終了しておくのが望ましい．

3 化学療法開始後の周術期口腔機能管理

　化学療法開始後は継続的に口腔管理を行う．化学療法中に根尖性歯周炎や歯周病などの急性転化が認められ，歯科処置がただちに行えない場合は，抗菌薬を投与し，感染巣の洗浄や咬合調整により対症療法を行い，歯科治療可能時期まで注意深く管理する[3,5]．

❶ 口腔粘膜炎

　口腔粘膜炎発症（**図3-5-5**）とその程度は患者によってさまざまである

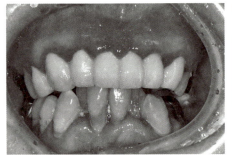

図 3-5-5　血液がん化学療法中に全顎的な口腔粘膜炎が発症した例

表 3-5-1　口腔粘膜炎発症のリスク因子

項目	リスク因子
全身状態	若年や高齢，免疫力低下，栄養状態不良
口腔内環境	口腔清掃状態不良，う蝕，歯周病，義歯不適合，唾液量低下
治療状態	化学療法剤の大量投与，持続的投与，多剤併用

表 3-5-2　口腔粘膜炎が発症する可能性のある主な化学療法剤

種類	一般名（略語）
代謝拮抗剤	カペシタビン（CAP），ゲムシタビン（GEM），シタラビン（Ara-C），テガフール・ウラシル（UFT），テガフール・ギメラシル・オテラシルカリウム（TS-1），トリフルリジン・チピラシル（-），ヒドロキシカルバミド（HU），フルオロウラシル（5-FU），ペメトレキセド（PEM），メトトレキサート（MTX）
アルキル化剤	シクロホスファミド（CPA），トラベクテジン（-），ブスルファン（BSF），メルファラン（L-PAM）
植物アルカロイド	イリノテカン（CPT-11），エトポシド（VP-16），エリブリン（-），ドセタキセル（DOC），パクリタキセル（PTX）
抗がん剤性抗生物質	アクチノマイシン D（ACT-D），イダルビシン（IDAR），エピルビシン（EPI），ダウノルビシン（DNR），ドキソルビシン（DXR），ブレオマイシン（BLM）
プラチナ製剤	シスプラチン（CDDP）

が，発症するまでに化学療法開始後約 4，5 日間かかり，発症して 2 週間ほどで治癒する（図 3-5-1）[6]．口腔粘膜炎発症のリスク因子を表 3-5-1 に示す．レジメンによっても発症頻度に差があるが，約 40％の患者で発症するといわれており，造血幹細胞移植の前処置レジメンや化学療法剤の持続投与，多剤併用の場合，発症頻度は増加する[6,7]．口腔粘膜炎が発症する可能性のある主な化学療法剤を表 3-5-2 に示す．（分子標的薬については CHAPTER4 Q10 を参照）．

（1）口腔粘膜炎の評価法

口腔粘膜炎は口唇，頰粘膜，舌など可動粘膜に発症しやすい．口腔粘膜炎の管理を行ううえで有効な評価法（NCI-CTCAE version 5.0[8]）を表 3-5-3 に示す．

（2）口腔粘膜炎の予防法

口腔粘膜炎発症予防のためには，口腔内を良好に保つための日常の自己管理を継続することが大切である．その方法と発症時の対応について表 3-5-4

表 3-5-3 口腔粘膜炎の評価

グレード	有害事象
1	症状がない，または軽度の症状がある；治療を要さない
2	中等度の疼痛；経口摂取に支障がない；食事の変更を要する
3	高度の疼痛；経口摂取に支障がある
4	生命を脅かす；緊急処置を要する
5	死亡

表 3-5-4 日常の自己管理の方法と口腔粘膜炎発症時の対応

項目	日常の自己管理	口腔粘膜炎発症時の対応
口腔清掃	1日3～4回，歯ブラシ，歯間ブラシ，舌ブラシなどを使用して歯面や粘膜の口腔清掃を行う．義歯は洗浄剤を使用して化学的洗浄を行う．義歯安定剤は菌繁殖の原因となりうるため口腔清掃時毎に交換する．	ヘッドの小さい軟毛歯ブラシ，タフトブラシまたはスポンジブラシを使用する．歯磨剤はアルコールやメントール非含有の低刺激性のものを使用する．
保湿	化学療法の副作用で口腔乾燥がある場合，口腔清掃時以外にも1日に複数回含嗽を行い，口腔内を潤す．	口腔乾燥がある場合には，保湿剤（リフレケアHなど）を塗布し粘膜を保護する．口唇にはリップクリームやワセリンなどを塗布する．義歯の内面にも保湿剤を塗布して使用する．また，含嗽剤（アズノールなど）を使用し含嗽回数を増やす．重症化して含嗽時の痛みが強い場合には生理食塩水を使用する．
その他		摂食時の疼痛緩和が必要な場合には，食前にリドカイン塩酸塩液含有精製水を口腔内に1～2分含んで吐き出す．重症化した場合は義歯装着を控える．

に示す．

　義歯不適合は口腔粘膜炎悪化の原因となりうるため，化学療法開始前に義歯の状態を確認する必要がある．また，5-FUの急速静注化学療法，造血幹細胞移植前処置の大量メルファラン投与の場合，クライオセラピーの効果が支持されている[7]．これは，化学療法開始5分前から投与終了30分後まで氷片を口腔内に含み，冷却することで口腔粘膜炎を予防する方法である．

❷ 口腔カンジダ症

　口腔カンジダ症を発症した場合には抗真菌薬を開始する（図3-5-6）．アムホテリシンBシロップ10％（ファンギゾンシロップ，ハリゾンシロップ100 mg/mL）の50～100倍希釈液（2-4回/日，50 mL/回）を経口投与する．口腔内に含んで患部に広くいきわたらせ，できるだけ長く含んだ後，嚥下する．また，ミコナゾールゲル（フロリードゲル）やイトラコナゾール（イトリゾール）もしばしば用いられる．ミコナゾールの口腔内貼付薬が近々販

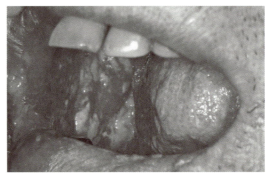

図 3-5-6 化学療法中に口腔カンジダ症が発症した例

売される予定である．これら抗真菌薬には併用禁忌薬も多いので注意が必要である．

　参考文献

1) Hong CHL, et al.：A systematic review of dental disease management in cancer patients. Support Care Cancer, 26（1）：155-174, 2018.
2) Tsuji K, et al.：Prospective study of dental intervention for hematopoietic malignancy. J Dent Res, 94：289-296, 2015.
3) Schuurhuis JM, et al.：Effect of leaving chronic oral foci untreated on infectious complications during intensive chemotherapy. Br J Cancer, 114：972-978, 2016.
4) Yamagata K, et al.：A prospective study to evaluate a new dental management protocol before hematopoietic stem cell transplantation. Bone Marrow Transplant, 38(3)：237-242, 2006.
5) 金子明寛ほか；JAID/JSC 感染症治療ガイド・ガイドライン作成委員会 歯性感染症ワーキンググループ：JAID/JSC 感染症治療ガイドライン 2016—歯性感染症—．日本化学療法学会雑誌，64（4）：641-646，2016.
6) Cinausero M, et al.：New frontiers in the pathobiology and treatment of cancer regimen-related mucosal injury. Front Pharmacol, 8：354, 2017.
7) Lalla RV, et al.：Mucositis guidelines leadership group of the multinational association of supportive care in cancer and international society of oral oncology（MASCC/ISOO）：MASCC/ISOO clinical practice guidelines for the management of mucositis secondary to cancer therapy. Cancer, 120：1453-1461, 2014.
8) U. S. department of health and human services, National institutes of health, National cancer institute：Common terminology criteria for adverse events（CTCAE）Version 5.0. 2017.

（吉松昌子）

CHAPTER-3 周術期口腔機能管理の実際

6 挿管患者

1 挿管患者における周術期口腔機能管理の必要性

❶ 人工呼吸器関連肺炎（VAP：Ventilator-Associated Pneumonia）とは

　人工呼吸は呼吸不全のため陽圧喚起を行う必要がある患者に適応される．たとえば気道確保が必要な意識障害や上気道閉塞，ガス交換（酸素化）の改善が必要な重症肺炎や心不全，呼吸器や神経筋疾患など，そして術後に人工呼吸管理が必要な場合などがある．通常，口腔または鼻腔から喉頭を経由して気管に挿管する気管挿管（図 3-6-1）か，気管切開を行っている．

　人工呼吸器装着患者に発症する重篤な有害事象として VAP がある．VAP は，人工呼吸開始後 48 時間以降に発症する院内感染肺炎と定義される．人工呼吸器装着患者の 8～28％に発症するとの報告もあり[1]，主な原因は，*Staphylococcus aureus* や *Streptococcus pneumonia*，グラム陰性菌などの口腔内細菌の下気道への誤嚥といわれている[2]（図 3-6-2）．VAP を発症した場合，死亡率は 30～70％と極めて高くなる[3]．VAP は集中治療室

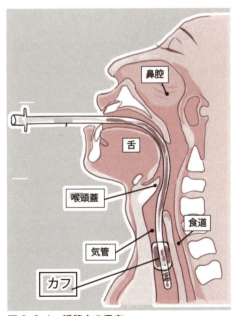

図 3-6-1　挿管中の患者

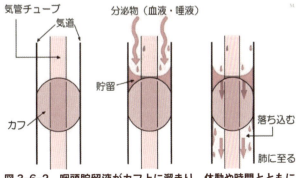

図 3-6-2　咽頭貯留液がカフ上に溜まり，体動や時間とともにカフの隙間から肺のほうへ流れていく

表 3-6-1 VAP 予防バンドル（日本集中治療医学会，2012 年）

1. 手指衛生を確実に実施する
2. 人工呼吸器回路を頻回に交換しない
3. 適切な鎮静・鎮痛をはかる．特に過鎮静を避ける
4. 人工呼吸器からの離脱ができるかどうか毎日評価する
5. 人工呼吸中の患者を仰臥位で管理しない

表 3-6-2 VAP 予防バンドル（IHI: Institute for Healthcare Improvement，2010 年）

1. ベッドの頭部側の挙上
2. 毎日の「鎮静薬休止時間」の設定と抜管できるかどうかの評価
3. 胃十二指腸潰瘍の予防
4. 深部静脈血栓の予防
5. クロルヘキシジン口腔塗布

（ICU）における重大な感染症の1つであり，ICU の質をはかる評価項目の1つとなっている．

2 VAP 予防法の実際

❶ VAP の一般的予防法

表 3-6-1，2 に日本および海外で使用されている VAP 予防法を示す．
IHI の予防バンドル「5．クロルヘキシジン口腔塗布」は 2010 年に口腔に関するものとして初めて追加された．しかしながら，いずれの予防バンドルにもブラッシングなど口腔清掃を意味する「口腔ケア」は含まれていない．

❷ クロルヘキシジンと VAP 予防

口腔ケアと VAP 予防に関する報告は多いが，その有用性は確立していない（表 3-6-3）．現在までに報告されている文献において高いエビデンスを得ている方法は 0.12％クロルヘキシジン（CHX）の口腔内局所塗布である．しかしながら日本では 1980 年代に CHX によるアナフィラキシーショックの報告があり，口腔粘膜に使用する場合は原液濃度 0.05％以下と定められている．そのため，日本では口腔管理について唯一エビデンスをもつ CHX を有効に使用することはできない．VAP 予防を検討した口腔ケア方法の systematic review[14]では「人工呼吸器装着患者において，CHX が最も普遍的な口腔ケア方法である．」としたうえで，「最良な方法についてはまだコ

表 3-6-3　口腔ケアと VAP 予防に関する報告とエビデンスレベル

文献		エビデンスレベル
クロルヘキシジン（CHX）局所塗布は有効		
Fouerrier（2005）[4]		II（RCT）
Chan（2007）[5]		I（meta-analysis）
Munro（2009）[6]		II（RCT）
Li（2013）[7]		I（meta-analysis）
ブラッシングの有効性なし		
Munro（2009）[6]		II（RCT）
Pobo（2009）[8]		II（RCT）
Lorente（2012）[9]		II（RCT）
de Lacerda Vidal（2017）[10]		II（RCT）
ブラッシングの有効性あり		
Mori（2006）[11]	イソジン＋ブラッシング＋洗浄	III（historical control）
Garcia（2009）[12]	ブラッシング＋吸引	III（cohort）
Sona（2009）[13]	ブラッシング＋CHX	III（historical control）

ンセンサスは確立していない」と報告しており，今後も CHX 以外の方法について検討する必要がある．

❸ ポビドンヨードと VAP 予防

　CHX 以外の消毒薬の局所投与については，ポビドンヨード（イソジン）が検討されている．口腔粘膜にも適用可能であり，ウイルスも含む広い領域の微生物に対して殺菌・消毒作用を持つ．VAP 予防に関する CHX とポビドンヨードの効果を検討したシステマチック・レビューとメタ解析[15]ではポビドンヨード群の症例が少なく，VAP 予防効果に明らかな関連を示していない．しかしながら，「統計学的な説得力はないが，現時点でのゴールドスタンダードである CHX の代替薬になり得る」と報告されている．以下①②がメタ解析に使用されたポビドンヨードを用いた口腔ケア方法である．

①咽頭分泌物を吸引した後，ポビドンヨード 10% 20 mL＋滅菌水 60 mL で洗浄する[16]．

②滅菌水 15〜20 mL を浸した綿球で咽頭部を洗浄・清拭した後，ポビドンヨード 1% を浸した綿球で咽頭粘膜と挿管チューブを清拭する[17]．

　口腔ケアにおけるポビドンヨードの効果について確定的な結果を得るためには，より大規模で標準的な研究が必要であるが，有効な濃度の CHX が使用できないわが国ではその可能性に期待するところも大きい．

❹ 抗菌薬局所投与と VAP 予防

　VAP 予防に対して，抗菌薬の口腔内局所応用についていくつかの報告がある．Rodríguez-Roldán ら[18]は人工呼吸器装着患者 13 例にトブラマイシン，アンホテリシン B，ポリミキシン E を口腔内に局所応用したところ，肺炎は予防したが全生存率は改善しなかったと報告した．Abele ら[19]はトブラマイシン，アンホテリシン B，ポリミキシン E を口腔内局所応用した 58 例は対照群の 30 例と比較して肺炎発症率が減少したが，ICU 滞在期間と死亡率は 2 群間で差はなかったと報告した．Bergmans ら[20]もゲンタマイシン，コリスチン，バンコマイシンの口腔内局所応用を受けた 92 例は対照群 153 例と比較して肺炎の頻度は減少したが，人工呼吸器装着期間の短縮と生存率の改善には関与しなかったと述べている．これらのように抗菌薬の局所投与はいずれも全生存率の改善はなかったが，肺炎の減少効果は認められている．抗菌薬の効果がないというよりは，研究デザインの問題（パワー不足）と思われるが，抗菌薬の場合は使用期間にもよるが耐性菌の出現の問題があり，一般的に普及するのはややむずかしい印象がある．

　口腔ケアといえばブラッシングと思われるが，その有効性は議論の余地がある．「ブラッシングに有効性あり」とする文献をよく検証すると，ブラッシングとともに消毒薬（ポビドンヨード，CHX）の使用や口腔内洗浄，吸引を行っておりブラッシング単独の有効性を示しているとはいえない．これは，口腔ケアを行う際にはプラークをターゲットにすることが多いが，それだけでは不十分だと予想でき，無歯顎患者も同様に VAP を起こすことからも容易に考えられることである．プラークは細菌の塊だが，口腔粘膜，舌苔，口腔内に存在する挿管チューブなどの汚染にも意識を向ける必要がある．

参考文献

1) Chastre J, et al.：Ventilator-associated pneumonia. Am J Respir Crit Care Med, 165：867-903. 2002.
2) Valles J, et al.：Continuous aspiration of subglottic secretions in preventing ventilator-associated pneumonia. Ann Intern Med, 122：179-186, 1995.
3) Fagon JY.：Nosocomial pneumonia in ventilated patients：a cohort study evaluating attributable mortality and hospital stay：Am J Med, 94：281-288, 1993.
4) Fourrier F, et al.：Effect of gingival and dental plaque antiseptic decontamination on nosocomial infections acquired in the intensive care unit：a double-blind placebo-controlled multicenter study. Crit care Med, 33：1728-1735, 2005.
5) Chan EY, et al.：Oral decontamination for prevention of pneumonia in mechanically ventilated adults：Systematic review and meta-analysis. BMJ, 334：889, 2007.
6) Munro CL, et al.：Chlorhexidine, toothbrushing, and preventing ventilator-associated pneumonia in critically Ⅲ adults, Am J Crit care, 18：428-437, 2009.
7) Li J, et al.：Oral topical decontamination for preventing ventilator-associated pneumonia：a systematic review and meta-analysis of randomized controlled trials., 84：283-293, 2013.

8) Pobo A, et al.：A randomized trial of dental brushing for preventing ventilator-associated pneumonia. Chest, 136：433-439, 2009.
9) Lorente L, et al.：A Ventilator-associated pneumonia with or without toothbrushing：a randomized controlled trial. Eur J Clin Microbiol Infect Dis, 31：2621-2629, 2012.
10) de Lacerda Vidal CF, et al.：Impact of oral hygiene involving toothbrushing versus chlorhexidine in the prevention of ventilator-associated pneumonia：a randomized study. BMC Infectious Diseases, 17：112. 2017.
11) Mori H, et al.：Oral Care reduces incidence of ventilator-associated pneumonia in ICU populations. Intensive Care Med, 32：230-236, 2006.
12) Garcia R, et al.：Reducing ventilator-associated pneumonia through advanced oral-dental care：a 48-month study. Am J Crit Care, 18：523-532, 2009.
13) Sona CS, et al.：The impact of a simple, low-cost oral care protocol on ventilator-associated pneumonia rates in a surgical intensive care unit. J Intensive Care med, 24：54-62. 2009.
14) Hillier B, et al.：Preventing ventilator-associated pneumonia through oral care, product selection, and application method. AACN Advanced Critical Care, 24：38-58, 2013.
15) Labeau SO, et al.：Prevention of ventilator-associated pneumonia with oral antiseptics：a systematic review and meta-analysis. Lancet Infect Dis, 11：845-854, 2011.
16) Seguin P, et al.：Effect of oropharyngeal decontamination by povidone-iodine on ventilator-associated pneumonia in patients with head trauma. Crit Care Med, 34：1514-1519, 2006.
17) Chua JV, et al.：The efficacy of povidone-iodine oral rinse in preventing ventilator-associated pneumonia：a randomized, double-blind, placebo-controlled (VAPOR) trial：preliminary report. Philipp J Microbiol Infect Dis, 33：153-161, 2004.
18) Rodríguez-Roldán JM, et al.：Prevention of nosocomial lung infection in ventilated patients：use of an antimicrobial pharyngeal nonabsorbable pastes. Crit Care Med, 18：1239-1242, 1990.
19) Abele HM, et al.：Decrease in nosocomial pneumonia in ventilated patients by selective oropharyngeal decontamination (SOD). Intensive Care Med, 23：187-195, 1997.
20) Bergmans DCJJ, et al.：Prevention of ventilator-associated pneumonia by oral decontamination：a prospective, randomized, double-blind, placebo-controlled study. Am J respir Crit Care Med, 164：382-388, 2001.

〔林田　咲〕

CHAPTER-3 周術期口腔機能管理の実際

7 骨吸収抑制薬投与患者

1 骨吸収抑制薬による顎骨壊死

❶ 薬剤関連顎骨壊死（MRONJ）

骨粗鬆症治療や悪性腫瘍の骨転移，多発性骨髄腫の治療ではビスホスホネート（BP）製剤やデノスマブ（Dmab）製剤などの骨吸収抑制薬が第一選択薬として使用されることが多い．以前はほとんどの場合で骨粗鬆症治療は内服薬，悪性腫瘍は注射薬と区別できたが，近年では骨粗鬆症治療でも注射薬の適用が増加しており，その投与量や投与間隔などは多岐にわたる．

骨吸収抑制薬の有害事象の1つに顎骨壊死がある．米国口腔顎顔面外科学会（AAOMS：American Association of Oral and Maxillofacial Surgeons）は2014年に提唱したポジションペーパー[1]でこの疾患を薬剤関連顎骨壊死（MRONJ：medication-related osteonecrosis of the jaw）と名付けた．この他に骨吸収薬関連顎骨壊死（ARONJ：anti-resorptive agents-related osteonecrosis of the jaw）やデノスマブ関連顎骨壊死（DRONJ：denosumab-related onteonecrosis of the jaw），ビスホスホネート関連顎骨壊死（BRONJ：bisphosphonate-related osteonecrosis of the jaw）などの用語が使用されている．この顎骨壊死に関して日本のポジションペーパーは2010年に作成され，2012・2016年に改訂されているが，その内容はAAOMSのポジションペーパーと米国骨代謝学会のタスクフォースの意見（2015年）[2]に基づいている部分が多い．

❷ MRONJの診断基準とstage

以下の3項目を満たすものをMRONJと診断する．
①現在または以前に，骨吸収抑制薬や血管新生阻害薬を投与したことがある．
②顎顔面領域において8週間以上続く骨露出がある，または口腔外もしくは口腔内の瘻孔からプローブで骨触知がある．
③顎骨への放射線照射歴または明らかな顎骨への骨転移がない．

病期（stage）はstage 0から3に設定されている（**表3-7-1**）．なお，stage 0についてはMRONJに含む考え方と含まない考え方がある．

表 3-7-1 臨床症状と stage

Stage	臨床症状	画像所見
0	骨露出/骨壊死なし，深い歯周ポケット，歯の動揺，口腔粘膜潰瘍，腫脹，膿瘍形成，開口障害，下唇の知覚鈍麻（Vincent症状），歯原性では説明できない痛み	歯槽骨硬化，歯槽硬線の肥厚と硬化，抜歯窩の残存
1	無症状で感染を伴わない骨露出や骨壊死またはプローブで骨を触知できる瘻孔をみとめる	歯槽骨硬化，歯槽硬線の肥厚と硬化，抜歯窩の残存
2	感染を伴う骨露出，骨壊死やプローブで骨を触知できる瘻孔をみとめる 骨露出部に疼痛，発赤を伴い，排膿がある場合とない場合がある	歯槽骨から顎骨に及ぶびまん性骨硬化/骨溶解の混合像，下顎管の肥厚，骨膜反応，上顎洞炎，腐骨形成
3	疼痛，感染または1つ以上の下記の症状を伴う骨露出，骨壊死，またはプローブで触知できる瘻孔 歯槽骨を超えた骨露出，骨壊死（例えば，下顎では下顎下縁や下顎枝にいたる．上顎では上顎洞，胸骨にいたる．）その結果，病的骨折や口腔外瘻孔，鼻・上顎洞口腔瘻孔形成や下顎下縁や上顎洞までの進展性骨溶解	周囲骨（頬骨・口蓋骨）への骨硬化/骨溶解進展，下顎骨の病的骨折，上顎洞底への骨溶解進展

（顎骨壊死検討委員会ポジションペーパー 2016年[3]より抜粋，一部改訂）

❸ MRONJ の発症率

発症率の報告は一律ではないが，投与量の違いから骨粗鬆症と悪性腫瘍で異なることが知られている．

骨粗鬆症患者の場合は，経口BP製剤では1.04～69人/患者10万人・年，注射BP製剤では0～90人/患者10万人・年，Dmabでは0～30.2人/患者10万人・年と報告されている[2]．一方悪性腫瘍患者の場合は骨粗鬆症患者よりも発症率は高く，注射BP製剤では0～12,222人/患者10万人・年，Dmabでは0～2,316人/患者10万人・年と報告されている[2]．

❹ MRONJ 発症のリスク因子

2016年のわが国のポジションペーパー[3]にはMRONJ発症のリスク因子としていくつかの局所的，全身的因子があげられている（**表 3-7-2**）．

❺ 悪性腫瘍に対する骨吸収抑制薬の効果

日本臨床腫瘍学会の骨転移診療ガイドライン[11]によれば，特に骨転移が多いのは，乳がんと前立腺がんで約75％，次いで肺がんは約50％に起こるとされる．一方，消化器がんでは約20～30％と比較的少ない数値ではあるが胃がんや大腸がんは総体的な患者数が多く，骨転移についてはすべてのがん患者で考慮が必要である．骨転移に伴って起こる随伴症状を骨関連事象（SRE：skeletal related event）とよび，骨転移痛，脊髄圧迫，病的骨折，高カルシウム血症（必ずしも骨転移を伴うわけではないが，がん患者の20～

表 3-7-2　MRONJ の発症リスク

1. 局所性
   - 骨への侵襲的歯科治療（抜歯，インプラント，根尖あるいは歯周外科手術など）
   - 不適合義歯，過大な咬合力
   - 口腔衛生状態の不良，歯周病，歯肉膿瘍，根尖性歯周炎などの炎症性疾患
   - 好発部位：下顎＞上顎，下顎隆起，口蓋隆起，顎舌骨筋線の隆起
   - 根管治療，矯正治療はリスク因子とはされていない

2. 骨吸収抑制剤
   - 窒素含有 BP ＞窒素非含有 BP
   - デノスマブ
   - 悪性腫瘍製剤＞骨粗鬆症製剤
   - 投与量および投与期間

3. 全身性
   - がん
   - 糖尿病，関節リウマチ，低カルシウム血症，副甲状腺機能低下症，骨軟化症，ビタミン D 欠乏，腎透析，貧血，骨パジェット病

4. 先天性
   - MMP-2 遺伝子，チトクローム P450-2C 遺伝子などの SNP

5. ライフスタイル
   - 喫煙，飲酒，肥満

6. 併用薬
   - 抗がん薬，副腎皮質ステロイド，エリスロポエチン
   - 血管新生阻害剤
   - チロシンキナーゼ阻害剤

30％にみられる）がある．脊髄麻痺につながる脊髄圧迫や高値になると突然死の可能性が高くなる高カルシウム血症は緊急の対応が必要である．

　SRE の治療としては，外科的治療，放射線療法，薬物療法（化学療法・ホルモン療法・骨吸収抑制薬）がある．骨転移診療ガイドラインでは，エビデンスが最も強く推奨度が強いものとして，「外照射による骨転移痛の緩和」と「骨吸収抑制薬による肺がん・乳がん・前立腺がんにおける SRE の抑制」をあげている．なお，多発性骨髄腫の骨病変の治療においても SRE の抑制に BP 製剤が有効であるとしている．

　悪性腫瘍患者において骨吸収抑制薬の有効性を示す文献は多く[12-14]，さらに骨転移だけでなく，乳癌患者における術後再発予防効果を検証したメタアナリシス[15]では BP 製剤は遠隔転移と原病死を減少させると報告している．また Dmab の有効性についても多くの報告があがっており[16-17]，今後さらに重要性が増すと考えられる．

2　骨吸収抑制薬投与時の口腔管理の留意点

　周術期口腔機能管理を施行する悪性腫瘍患者の中には，骨吸収抑制薬が投

与されている患者が少なからずいるが，前述のように骨吸収抑制薬はSREの抑制のためにはなくてはならない薬剤である．これらの患者に対する周術期口腔機能管理の役割は，MRONJの発症を予防すること，発症した場合でも骨吸収抑制薬による治療を継続できるようにすることである．

　表3-7-2に示したように，MRONJの発症リスクとして口腔衛生状態の不良，歯周病，歯肉膿瘍，根尖性歯周炎，不適合義歯があげられている．そこで口腔衛生状態を良好にし，これらの口腔疾患を治癒させることが周術期口腔機能管理の目的となる．抜歯もリスク因子としてあげられているが，抜歯を避けるだけではMRONJの発症は予防できない．抜歯のリスクと歯周病や根尖性歯周炎のリスクの両者を照らし合わせて，積極的に抜歯をすることも考慮すべきである．

　歯科医師・歯科衛生士は有害事象である顎骨壊死に意識が向き，総合的に診察することがおろそかになりやすいが，骨吸収抑制薬を投与している患者がどのような状態なのかをしっかりと把握したうえで，口腔管理に臨むことが重要である．なお，それぞれの口腔管理方法については，「顎骨壊死予防」（CHAPTER-4 Q15），「顎骨壊死発症前の抜歯」（同Q16），「顎骨壊死発症後の治療」（同Q17）を参照されたい．

参考文献

1) Ruggiero SL.：American Association of Oral and Maxillofacial Surgeons Position Paper on Medication-Related Osteonecrosis of the Jaw-2014 Update. J Oral Maxillofac Surg 72：1938-1956, 2014.
2) Khan AA.：International Task Force on Osteonecrosis of the Jaw. Diagnosis and management of osteonecrosis of the jaw：a systematic review and international consensus. J Bone Miner Res 30：3-23, 2015.
3) Japanese Allied Committee on Osteonecrosis of the jaw. Antiresorptive agent-related osteonecrosis of the jaw：Position Paper 2017 of the Japanese Allied Committee on Osteonecrosis of the Jaw. J Bone Miner Metab 35：6-19, 2017.
4) Cauley JA, Thompson DE, et al.：Risk of mortality following clinical fractures. Osteoporosis Int. 11：556-561, 2000.
5) Mandema JW, Zheng J, et al.：Time course of bone mineral density changes with denosumab compared with other drugs in postmenopausal osteoporosis：a dose-response-based meta-analysis. J Clin Endocrinol Metab 99：3746-3755, 2014.
6) Yang XC, Deng ZH, et al.：Network meta-analysis of pharmacological agent for osteoporosis treatment and fracture prevention. Cell Physiol Biochem 40：781-795, 2016.
7) Lyles KW, Colón-Emeric CS, et al.：Zoledronic acid in reducing clinical fracture and mortality after hip fracture. N Engl J Med 357：1799-1809, 2007.
8) Beaupre LA, Morrish DW, et al.：Oral bisphosphonates are associated with reduced mortality after hip fracture. Osteoporos Int 22：983-991, 2011.
9) Center JR, Bliuc D, et al.：Osteoporosis medication and reduced mortality risk in elderly women and men. J Clin Endocrinol Metab 96：1006-1014, 2011.
10) Sambrook PN, Cameron ID, et al.：Oral bisphosphonates is associated with reduced mortality in frail older people：a prospective five-year study. Osteoporos Int 22：2551-2556, 2011.

11) 日本臨床腫瘍学会：骨転移診療ガイドライン．南江堂，2015 年，2，18-38.
12) Rosen LS, Gordon D, Tchekmedyian S, et al., Zoledronic acid versus placebo in the treatment of skeletal metastases in patients with lung cancer and other solid tumors : a phase III, double-blind, randomized trial—the Zoledronic Acid Lung Cancer and Other Solid Tumors Study Group. J Clin Oncol 2003 ; 21 : 3150-3157.
13) Morgan GJ, Davies FE, Gregory WM, et al., First-line treatment with zoledronic acid as compared with clodronic acid in multiple myeloma（MRC Myeloma IX）: a randomized controlled trial. Lancet 2010 ; 376 : 1989-1999.
14) Greenspan SL, Nelson JB, Trump DL, et al., Effect of once-weekly oral alendronate on bone loss in men receiving androgen deprivation therapy for prostate cancer : a randomized trial. Ann Intern Med 2007 ; 146 : 416-424.
15) Early Breast Cancer Trialists' Collaborative G : Adjuvant bisphosphonate treatment in early breast cancer : meta-analyses of individual patient data from randomized trials. Lancet 2015.
16) Lipton A, Fizazi K, Stopeck AT, et al., Superiority of denosumab to zoledronic acid for prevention of skeletal-related events : A combined analysis of 3 pivotal, randomized, phase 3 trials. Eur J Cancer 2012 ; 48 : 3082-3092.
17) Gnant M, Pfeiler G, Dubsky PC, et al., Adjuvant denosumab in breast cancer（ABCSG-18）: a multicenter, randomized, double-blind, placebo-controlled trial. Lancet 2015.

（林田　咲）

CHAPTER-3　周術期口腔機能管理の実際

8 — 緩和ケア

1 近年のがん治療と緩和ケアの考え方

　近年のがん治療はがんを治すことに集中するのみでなく，療養生活の質にも注意が払われる．そのもとになっている考え方はSaundersにより1976年に提唱された[1]．"You matter because you are. You matter to the last moment of your life and we will do all we can not only to you die peacefully, but live until you die."とCare of dyingの中でSaundersは述べており，患者ひとりの尊厳を尊重し最期の時まで生に焦点をあてることが重要であるとしており，これが緩和ケアの基本的な考えとなっている．

　1984年にはSaundersは終末期がん患者における複雑な苦痛について全人的苦痛（total pain）という概念を提唱している．これは患者の苦痛を単なる身体的な苦痛としてとらえるのではなく，精神的な苦痛，社会的な苦痛，スピリチュアルな苦痛も含めて4つの苦痛を考慮し，これら4つの苦痛は互いに影響して患者の苦痛を形成していることから，その4つの苦痛を総体としてとらえていくことの重要性を提唱している[2,3]．

　これらの考えを盛り込んだ形で，WHO（世界保健機関）は緩和ケアの概念を提唱し，1990年に「緩和ケアとは，治癒を目指した治療が有効でなくなった患者に対する積極的な全人的ケアである．痛みやその他の症状のコントロール，精神的，社会的，そして霊的（スピリチュアル）な問題の解決が最も重要な課題となる．緩和ケアの目標は，患者とその家族にとってできる限り可能な最高のクオリティー・オブ・ライフ（QOL：生活の質）を実現することである．末期だけでなく，もっと早い病期の患者に対しても治療と同時に適用すべき点がある」と唱えた．

　さらに2002年には，「緩和ケアとは，生命を脅かす疾患による問題に直面している患者とその家族に対して，痛みやその他の身体的問題，心理的問題，社会的問題，スピリチュアルな問題を早期に発見し，的確なアセスメントと対処（治療・処置）を行うことによって，苦しみを予防し，和らげることで，QOLを改善するアプローチである」と1990年に提唱した内容をさらに拡大した考えを示している．治療早期からの介入，患者本人だけでなく患者家族も対象とした緩和ケアを提供する必要性が示されている．緩和ケアの早期

介入の重要性については，がん患者に対して早期から緩和ケア専門チームがルーチンで介入した場合は，通常のコンサルテーションとしての介入の場合よりも，患者のQOLや身体症状，さらには予後までも改善するという報告もある[5]．

2 緩和ケアと口腔ケア（がん治療期から終末期における口腔ケアのエビデンス）

がん診療においては，がん治療を積極的に行っている時期における歯科支持療法の有効性が示されており[8,9]，あらたなエビデンスも集積されつつある．

一方，終末期のエビデンスとしては，口腔乾燥が終末期がん患者のQOLに影響すること[6]，口腔管理を通じて患者の口腔トラブルを減少させることで緩和ケアをうける患者のQOLの維持や改善すること[7]が報告されている．よって口腔トラブルに可能な限り対応して身体的苦痛，ひいては全人的苦痛を少しでも減らすことが緩和ケアにおける周術期口腔機能管理，歯科介入の目標となる．そのため，緩和ケアにおける歯科介入は単なる歯科治療を行うのではなく，歯科によるがん患者への支持療法として，緩和ケアの概念にそった形で行われる必要がある．

しかしながら，いろいろな治療に反応しなくなってきた時期における歯科支持療法として確立したものはなく，生命を脅かす疾患の種類，患者の予後などから，何がQOLを高めることになるか，個々の患者の状況に応じて対応する必要がある[10,11]．これらの積み上げられた症例からエビデンスをさらに集積し，緩和ケアにおける歯科支持療法を確立していく必要がある．

3 緩和ケアを取り巻く日本の社会情勢

日本の政策の中では2012年から実施されている第二期がん対策推進基本計画では重点的に取り組むべき課題としてがんと診断された時からの緩和ケアの推進が謳われている．さらに2017年に決定された第三期がん対策推進基本計画でも，がんとの共生の項目で，がんと診断されたときからの緩和ケアが盛り込まれている[12]．

一方，日本の社会保険制度の2012年度診療報酬改定では，がん患者等の周術期における歯科医師の包括的な口腔機能の管理等を評価するものとして，周術期口腔機能管理料等が新設された．また，併せて周術期に行う歯科衛生士の専門的口腔衛生処置を評価するものとして，周術期専門的口腔衛生処置が新設された．2016年度からは周術期口腔機能管理計画策定料，周術期口腔機能管理料（Ⅲ），周術期専門的口腔衛生処置の対象として放射線治療・化学療法を実施している患者（予定している患者を含む），緩和ケアを実

施する患者に拡大するとともに，周術期専門的口腔衛生処置の評価を充実させている．

このように理論面のみならず，政策，社会保険制度からも緩和ケアにおける口腔管理を実施する状況は整備されてきている．これまで大多数の歯科医師は，終末期医療に関する教育を受けたことがなく，がん治療や死は縁遠いものであったが，今後は，がん治療や終末期医療に歯科も積極的な貢献が求められる時代となっている．

4 緩和ケアにおける歯科の役割

現在，緩和医療は，緩和ケア科医師のみならず，がん治療科医師，精神科医師，リハビリテーション科医師，歯科医師，看護師，薬剤師，臨床心理士，理学療法士・作業療法士，言語聴覚士，管理栄養士，歯科衛生士，そのほか多職種連携のもとに行われており，緩和ケアはさまざまな領域とかかわるようになってきている．歯科医師が単独で緩和ケア患者の歯科介入を実施するのではなく，多職種連携のチームの一員として歯科からの支持療法を展開する必要がある．

緩和ケア普及啓発に関する手引書，「がんと診断された時からの緩和ケア」では診療従事者の連携，地域連携における緩和ケアの実現の項において，必要に応じて，院内または地域の歯科医師と連携し，がん患者に対しては口腔ケアを実施することが望ましいとしている[13]．是非とも多くの歯科医療関係者にこの領域への関心を高め，積極的に参加して欲しいところである．

5 終末期患者の ADL

がん患者では，死亡の2～3か月前までは比較的良好なADLが保てていることが多いが，それ以後は急速にADLが低下することが知られている[14]．また，痛み，吐き気，不安は死亡前の6か月で大きな変化はないのに対して，呼吸困難，だるさ，眠気，食欲低下などの全体的調子の悪さは死亡前の1か月で急に強まることが示されている[15,16]．これらの事実より，死亡1か月前ほどになるとADLが低下してくるため，日常生活動作に支障をきたしセルフケアも難しくなることから，口腔管理についても不良となりがちになる．そのため，周術期口腔機能管理もセルフケアに主体をおいた管理から，部分介助，全介助と患者のADLや患者や家族の意向を確かめつつ，シフトチェンジしていく必要がある．

6 終末期患者への歯科介入について

❶ 緩和ケア病棟看護師の口腔ケアに関する意識と実際

　関東の48病院913床の緩和ケア病棟に勤務する看護師を対象に口腔ケアや歯科治療に関する意識調査を行った[17]．送付した48病院のうち36病院501人の看護師より回答が得られた．回答をいただいた看護師の平均勤務歴は11.8年，緩和ケア病棟勤務歴の平均は3.8年であった．そのアンケート結果の中で「緩和ケアにおいて口腔ケアが必要か」との質問には，501人中497人の看護師が緩和ケアにおいて「口腔ケアが必要」と考えていた．「緩和ケアに特別な口腔ケアがあるか」という質問に対しては255人が「ある」，116人が「ない」，115人が「わからない」としていた．「ある」という答えの看護師は「各種症状（口腔症状，全身症状，消化器症状，呼吸器症状，痛み）への対応が独特である」．また「ケア方法，QOL，ADL，早期介入，家族ケアを考慮することも重要」と答えている．「ない」という答えは緩和ケア病棟でも一般病棟のケアでも変わらないものが多くあった．「わからない」と答えた人は口腔ケアはどこでも変わらないのに，設問にある"特別な口腔ケア"の意味がわからないというものであった．このことより，緩和ケア病棟においても十分に緩和ケアにおける口腔ケアの必要性が理解されていることが示されている．

　一方で「口腔ケアで困ったことがありますか」の質問については，口腔，頭頸部のがんでケアが困難・汚染がひどい336人，開口困難328人，患者の協力が得られない316人が上位にあった．しかし，看護師の中で実際に口腔ケアについて歯科に依頼した経験がある患者は50%にとどまっており，歯科からの口腔管理のサポートが得られていない患者がいることを示していると考えられる．一方で，歯科からの口腔ケア介入があった場合にはやはりほぼ半数が口腔ケア介入により効果があったとしており，その内容としては症状の改善，ケア手順の統一化，患者個々への対応，看護師側の意識の改革，患者の態度の変化をあげていた．

❷ 歯科的介入の効果

　われわれも，緩和ケア病棟看護師だけの対応で口腔管理が困難であった症例に対して，病棟での看護師ケア＋歯科の定期的介入より良好な口腔管理がなされていることも多く経験する．図3-8-1は「口腔衛生状態の不良」により緩和ケア病棟より歯科に加療依頼があった80歳代大腸がんの症例である．食事摂取量が低下しており，歯面や粘膜面には付着物が多く，とくに大臼歯頬側歯槽部付近への付着は著明であった．そこで，歯科医師が口腔清掃

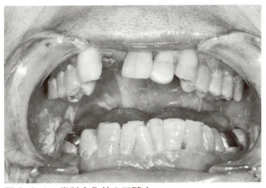

図 3-8-1 歯科介入前の口腔内
口腔管理について緩和ケア病棟より歯科に依頼があった80歳代大腸がんの症例. 口腔衛生不良は著明であった.

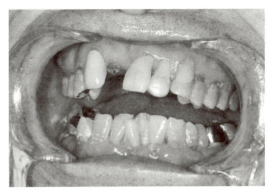

図 3-8-2 歯科介入翌日の口腔内
歯科専門職の介入翌日に口腔状況の改善が維持されている.

処置を実施した. その結果処置一日後でも汚染は非常に限られた部分のみであった (**図 3-8-2**). 口腔衛生が不良な口腔を短時間で看護師がケアすることは困難なことが多い. 歯科介入後, 一日経過しても口腔状況が維持されており, 専門的介入の有効性が示された症例と考える. 専門的介入で口腔清掃の基盤を作り, 通常は看護師のケアにより口腔衛生を維持し, 定期的な専門的介入により, 除去困難な蓄積した汚れや粘膜の症状に対応していくことが, 緩和ケアにおける周術期口腔管理としては効率が良いと考える. これらのデータおよび知見より歯科介入の道筋があれば, 口腔状況の改善を多くの患者にもたらすことができると推測された. 口腔管理の専門職として歯科医師が緩和ケアの基本的な知識をもって, 多職種と連携を行えば, 患者のQOL維持, あるいは改善に貢献できる余地は, 十分にあると考えられる[18].

参考文献

1) Saunders, C：Care of dying：1. The problem of euthanasia. Nursing Times, 72(26)：1003-1005, 1976
2) Saunders, C.(Ed.)：The management of Terminal Malignant Disease. 2nd ed, 1984, 232-41.
3) 恒藤暁, 内布敦子編：系統看護学講座別巻緩和ケア第2版. 医学書院, 東京, 2014, 4-5.
4) 日本ホスピス緩和ケア協会：ホスピス緩和ケア関連資料, 歴史と定義. https://www.hpcj.org/what/definition.html
5) Temel JS,：Early palliative care for patients with metastatic non-small-cell lung cancer. N Engl J Med, 363 (8)：733-42, 2010.
6) McMillan SC, Small BJ,：Symptom distress and quality of life in patients with cancer newly admitted to hospice home care. Oncol Nurs Forum, 29：1421-8, 2002.
7) Paunovich ED, et al.：The role of dentistry in palliative care of the head and neck cancer patient. Tex Dent J, 117：36-45, 2000.
8) Larson PJ, et al.：The PRO-SELF Mouth Aware program：an effective approach for reducing chemotherapy-induced mucositis. Cancer Nurs, 21 (4)：263-268, 1998.
9) 大田洋二郎：口腔ケア介入は頭頸部進行癌における再建手術の術後合併症率を減少させる―静岡県立静岡がんセンターにおける挑戦―. 歯科展望, 106：766-771, 2005.

10) Wiseman M., : The treatment of oral problems in the palliative patient. J Can Dent Assoc, 72：453-458, 2006.
11) Schimmel M, et al.：Utilisation of dental services in a university hospital palliative and long-term care unit in Geneva. Gerodontology, 25：107-112, 2008.
12) 厚生労働省　がん対策推進基本計画
http://www.mhlw.go.jp/stf/seisakunitsuite/bunya/0000183313.html
13) 日本緩和医療学会：緩和ケア普及啓発に関する手引書．緩和ケア．net,
http://www.kanwacare.net/formedical/materials/manual.php
14) Lunney JR et al.：Patterns of functional decline at the end of life. JAMA, 289 (18)：2387-92, 2003.
15) Domeisen Benedetti F et al.：International palliative care experts' view on phenomena indicating the last hours and days of life, Support Care Cancer, 21：1509-1517, 2013.
16) 森田達也，白土明美：死亡直前と看取りのエビデンス第一版．医学書院　東京, 2015, 2-22.
17) 向山　仁ほか：2011年度公益財団法人日本ホスピス・緩和ケア研究振興財団研究報告書，終末期がん患者を支える口腔ケアの確立　緩和ケア病棟における口腔ケアの実態調査.
https://www.hospat.org/report2011-top.html
18) 道脇幸博，向山仁編：入院患者の口腔咽頭ケアマニュアル．医歯薬出版，東京, 2013, 112-122.

（向山　仁）

CHAPTER-3 | 周術期口腔機能管理の実際

9 ― 口腔ケアと検査値の読み方

1 歯科衛生士がスケーリング，SRP，プロービングを行う場合に把握すべき点（患者の病態および血液検査で重要なこと）

歯科衛生士が臨床で実際に患者に行う処置としてはスケーリング，SRP，プロービングなどがある．これらを行う場合に把握すべき患者の病態，および血液検査で重要な点を示す．

処置を行う時には①IE 予防，②出血，③易感染性患者の把握，④医療従事者側の感染予防の 4 項目が重要である

❶ IE 予防（CHAPTER2-2 参照）

アメリカ心臓協会（AHA：American Heart Association）では歯科の観血的処置に抗菌薬投与を推奨している．

❷ 易出血性（表 3-9-1）

易出血にも原因があり①血小板減少や異常，②凝固障害，③血管壁の異常に分けられる．

1）血小板減少，異常

開腹手術では 10 万/μL，歯科では一般的な外科処置は少なくとも 3 万/μL の血小板があれば可能といわれている[1,2]．外科処置的には，出血点を明示し縫合が可能であるために止血できると考えられているが，スケーリング時の出血は歯肉からの滲むような出血が主であり，いったん出血すると止血困難になる症例も少なくない．そのため，血小板が 3 万/μL 以下の場合，スケーリングは可能であるが，出血しないように歯肉縁上にとどめる注意が必要である．

2）凝固障害

凝固障害で指標になるのは APTT，PT-INR である．ワルファリンを内服している患者では，PT-INR が 3.0 以上の場合，観血的処置後の止血は困難になる可能性がある[3]．直接経口抗凝固薬（DOAC）や抗血小板薬では，PT-INR の異常をきたさないため，これらの薬剤を服用している患者では，採血データだけでなく内服薬もきちんと把握することが重要である．ヘパリンを

表 3-9-1 出血をきたしやすい疾患とみるべき検査項目

出血性素因	疾患	みるべき採血項目 正常値	処置時の ボーダーライン
血小板数減少	再生不良性貧血 急性白血病 特発性血小板減少性紫斑病 血栓性血小板減少性紫斑病 全身性エリテマトーデス 溶結性尿毒症症候群 腫瘍の骨髄転移 肝硬変	血小板 15万〜40万個/μL	3万
凝固異常	肝硬変 ビタミンK欠乏症 抗凝固剤内服中	PT-INR 0.85〜1.15 2〜3に調整	3.0
	血友病 Von willebrand 病	APTT 20〜40秒 1.5〜2.5倍に調整	2.5倍
すべてが正常	単純性紫斑病 老人性紫斑病 血管性紫斑病 腎不全 抗血小板薬（NOAC）内服中	なし	

使用されている患者はAPTTを指標とする．周術期ではワルファリンからヘパリンへの置換（ヘパリンブリッジング）が行われることもあり，APTTが正常対照値の1.5〜2.5倍に延長するように投与量を調整されている．これが2.5倍以上の場合は注意が必要となる[3]．

3）血管壁の異常

血管壁の異常を示す採血データはない．老人性紫斑は図3-9-1に示すように高齢者にみられるが，このような皮膚の紫斑で判断できることもある．

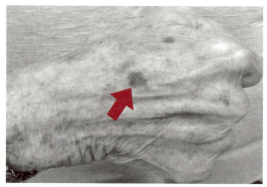

図 3-9-1 老人性紫斑

いずれの場合も患者の病名をみて，これらの疾患に当てはまるものがあれば，採血データをみるようにしてほしい．また内服薬にも必ず目を通し，抗凝固薬，抗血小板薬が内服されていないかを必ず確認する癖をつけてほしい．

❸ 易感染性患者の把握

易感染性患者をコンプロマイズドホストという．これらの患者は感染に対して防御力が低下しており，真菌・ウィルス・弱毒菌・耐性菌に容易に感染する．そのため，どのような疾患の患者がコンプロマイズドホストになりやすいかを理解する必要がある．

コンプロマイズドホストになる原因としては以下の因子があげられる．
①好中球の減少・マクロファージ遊走能低下
②B細胞の減少
③ヘルパーT細胞の減少

表 3-9-2 にあげた疾患をもつ患者では，現在の状態を把握し，採血データが正常範囲から外れる場合は，担当医に感染のリスクについて相談するのがよい．

易感染性の程度については，**表 3-9-3** のように分類される．

表 3-9-2　易感染性疾患とみるべき検査項目

	病態	見るべき項目
好中球・マクロファージの異常	急性白血病 再生不良性貧血 糖尿病 抗癌剤使用 放射線治療中 肝不全 腎不全	白血球 血球全般 HbA1c 白血球・好中球 白血球・好中球 血小板，肝機能，タンパク質，アルブミンなど クレアチニン，尿素窒素
B細胞	多発性骨髄腫 慢性リンパ性白血病 タンパク喪失状態	$\beta2$ ミクログロブリン，アルブミン リンパ球 タンパク質・アルブミン
T細胞	AIDS 骨髄移植 ステロイド・免疫抑制剤内服	ヘルパーTリンパ球 白血球，好中球 指標なし

表 3-9-3　易感染性を示す病態のリスク分類

高	臓器移植後，熱傷，大手術後，好中球 500/μL 以下，CD4＜500/μL 以下，IgG 400 mg/mL 以下
中	小児，老人，透析中，挿管中，コントロール不良の糖尿病，中等度の手術
低	その他の基礎疾患をもつ者

❹ 医療従事者側の感染予防

術前の患者は感染性疾患の有無が検査されている．口腔ケアを行う際には，スタンダードプリコーションに基づいた感染予防に努める必要がある．医療者が針刺し事故で感染する確率はHIVで0.3%，HCVで3%，HBVで30%とされ，「3のルール」とよばれている．感染性疾患を有する患者で針刺し事故を起こした場合は，刺した部分の周囲をつまんで血液を絞り出し，石けんと流水でよく洗い流し，上司に報告する．

HBV，HCVの器具滅菌は高圧酸素滅菌もしくは，次亜塩素酸系の薬液消毒が有効である．手洗いは普通の石けんでよい．梅毒は針刺し事故で感染することはまずないが，感染力のある患者の場合は，速やかに絞り出し，水洗する．

HBV・HCV・梅毒の検査項目と感染状態について**表 3-9-4**，**3-9-5**，**3-9-6** に示す．

表 3-9-4　HBVの検査項目と感染状態

HBs抗原	現在感染している
HBs抗体	以前感染していた
IgG型 HBc抗体	高力価は現在感染している 低力価は以前感染もしくは初感染直後
IgM型 HBc抗体	高力価陽性はB型急性肝炎 低力価陽性はB型急性肝炎の極初期ないしは回復期，あるいはB型慢性肝炎の急性増悪時
HBe抗原	陽性はHBV（野生型）の存在示唆
HBe抗体	陽性は感染力低下
HBV-DNA	陽性はHBVの存在示唆

表 3-9-5　HCVの検査項目と感染状態

HCV抗体	陽性は過去の感染，現在の感染
HCV-RNA	陽性はHCVによる現在の感染

表 3-9-6　梅毒の検査項目と感染状態

STS	TPHA	診断
−	−	梅毒ではない
−	＋	治癒後の梅毒が含まれるが，梅毒ではない
＋	＋	梅毒
＋	＋	FTA-ABS＋であれば初期梅毒
＋	−	FTA-ABS−であれば梅毒ではない

参考文献

1) Morimoto Y, Niwa H, Minematsu K.：Hemostatic management of tooth extractions in patients on oral antithrombotic therapy. *J Oral Maxillofac Surg*, 66：51-7, 2008.
2) 式守道夫：経口抗凝血薬療法患者の口腔観血処置に関する臨床的ならびに凝血学的研究―特に維持量投与下での抜歯について．日口外誌，28：1629-42，1982.
3) Provan D1, et al.：International consensus report on the investigation and management of primary immune thrombocytopenia. *Blood*, 115：168-86, 2010.

（坂本由紀）

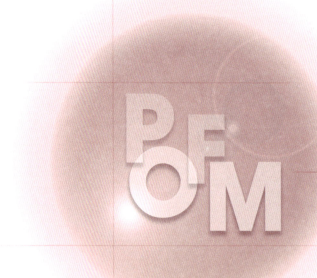

CHAPTER-4
周術期口腔機能管理に関するClinical Question

CHAPTER-4 周術期口腔機能管理に関する Clinical Question

Q1 周術期口腔機能管理により術後肺炎を防げますか？

ANSWER
- 周術期口腔機能管理により食道がん，肺がんなどの術後肺炎のリスクを軽減できることが最近明らかとなりました

周術期口腔機能管理と術後肺炎予防

　2012年に周術期口腔機能管理が診療報酬に新設された目的の1つは，術後肺炎の予防です．当時の厚生労働省のHPには「頭頸部がん・食道がんのような侵襲の大きい手術では，局所合併症や肺炎が高い頻度で起こることがわかっており，口腔ケアをがん患者に適切に行うことにより，口腔トラブルの軽減等が報告されている」と記載されています（CHAPTER 1参照）．最も術後肺炎を発症しやすいといわれている食道がん手術と周術期口腔機能管理については，高齢，長時間手術，術後嚥下障害，口腔ケア非介入の4因子が術後肺炎と有意に関連することが明らかとなっています．口腔管理方法の統一はなされていませんが，周術期に口腔環境を整えることにより，術後肺炎の発症リスクが減少することが，一定のエビデンスレベルをもって証明されています．

Evidence 基礎知識・エビデンスとなる研究

1. 周術期口腔機能管理と食道がん術後肺炎に関する過去の研究

　まず，食道がんにおける周術期口腔機能管理と術後肺炎発症との関連についてシステマティックレビューを行った．PubMedで2000年～2015年に報告された食道がん術後肺炎に関する報告208文献のうちのリスク因子について検討している15文献を抽出した[1]ところ，術後肺炎は全体で5,240例中1,249例（23.8％）に発症していた．リスク因子としては，高齢，喫煙，呼吸機能低下，糖尿病などの全身疾患，手術侵襲などをあげる報告が多かったが，口腔衛生状態について検討した報告はなかった．次に，PubMedおよび医学中央雑誌で食道がん術後肺炎と口腔ケアの関連について検討した報

告7文献を抽出した[2-8]. いずれの報告も口腔ケアは術後肺炎予防に有効と結論づけているが，対照群の肺炎発症率との間に統計学的有意差がないか，有意差があっても少数例の単変量解析のみの検討であり，研究デザインや統計解析に問題があることからエビデンスレベルは低い論文であった.

2. 「食道癌診療ガイドライン」から

食道癌診断・治療ガイドライン2012年版[9]では，「食道癌手術後は誤嚥が起きやすい状況にあるが，術前の口腔環境と術後の肺炎との因果関係が示唆されており，口腔から上気道にかけての管理は重要である．小規模の比較試験の結果，術前の口腔ケアが術後肺炎リスクの減少に寄与するとの報告がある．術前の口腔内環境の改善は，術後呼吸器合併症を減少させるためには重要であり，術前の適切な口腔ケアの施行によって術後肺炎の発生を低減できる可能性がある」と記載され，上記のレビュー論文のいくつかが引用されている．しかしその後，口腔ケアの有効性に関するエビデンスレベルの高い論文が報告されなかったためか，同ガイドラインの2017年改訂版[10]においては，口腔ケアに関する記述は削除されている．

3. 多施設共同研究の結果

日本医科歯科連携医療研究グループ（JCDM）では，食道がん術後肺炎発症予防に対する周術期口腔機能管理の有効性に関して，多施設共同後ろ向き研究を行ってきた[11]．この研究では7施設から収集した食道がん手術患者（内視鏡的手術を除く）539名（口腔ケア介入群306名，対照群233名）について，さまざまな患者因子，腫瘍因子，治療因子を調査し，術後肺炎発症との関連性について多変量解析を行い，さらに口腔ケア介入群と対照群とのバイアスを最小限にするために傾向スコアマッチング法により調整したうえで口腔ケアの有効性について解析を行った．その結果，高齢，長時間手術，術後嚥下障害，口腔ケア非介入の4因子が術後肺炎と有意に関連することが明らかとなった．本研究は後ろ向き研究であり，口腔管理方法の統一はなされていないが，少なくとも食道がん手術においては周術期に口腔環境を整えることにより，術後肺炎の発症リスクが減少することが一定のエビデンスレベルをもって証明されたものと考えられる．

またJCDMの多施設共同研究により，同様の研究手法を用いた解析の結果，肺がん手術においても周術期口腔機能管理により，術後肺炎などの術後合併症のリスクを軽減できることが最近明らかとなった（論文投稿中）．周術期口腔機能管理の有効性について前向き介入研究を実施することは困難であるが，今後も多施設，多数例を用いた観察研究と，周術期口腔機能管理方

法によりどのような手術の，どのような合併症が予防できるのかについてエビデンスが検証されることが期待されている．

参考文献

1) Soutome S, et al.：Preventive effect of post-operative pneumonia of oral health care among patients who undergo esophageal resection：A multi-center retrospective study. Surg Infect 17：479-484, 2016.
2) Akutsu Y, et al：Pre-operative dental brushing can reduce the risk of postoperative pneumonia in esophageal cancer patients. Surgery 147：497-502. 2010.
3) Hiramatsu T, et al.：Effectiveness of an outpatient preoperative care bundle in preventing postoperative pneumonia among esophageal cancer patients. Am J Infect Control 42：385-388, 2014.
4) 岸本裕充，ほか：食道癌手術患者の周術期口腔管理による術後肺炎予防．口腔感染症学会雑誌，13：25-28，2006.
5) 森川知昭，ほか：手術直前に実施したプラークフリー法による食道癌術後肺炎予防の有効性．日衛学誌，2：43-47，2008.
6) 河田尚子，ほか：食道癌術後肺炎予防のための術前オーラルマネジメント．口腔感染症学会誌，17：31-34，2010.
7) 足立忠文，ほか：食道癌周術期における術後肺炎に対する口腔ケアの効用について．日摂食嚥下リハ会誌，12：40-48，2008.
8) 上嶋伸知，ほか：食道癌手術患者に対する専門的口腔ケア施行の効果．日外感染症会誌，6：183-188，2009.
9) 日本食道学会編：食道癌診断・治療ガイドライン　2012年4月版．金原出版，東京，2012.
10) 日本食道学会編：食道癌診療ガイドライン　2017年版．金原出版，東京，2017.
11) Soutome S, et al. Effect of perioperative oral care on prevention of postoperative pneumonia associated with esophageal cancer surgery：A multicenter case-control study with propensity score matching analysis. Medicine 96：e7436, 2017.

（五月女さき子）

CHAPTER-4 周術期口腔機能管理に関する Clinical Question

Q2 周術期口腔機能管理により手術部位感染（SSI）を防げますか？

Answer
- 周術期口腔機能管理によって，頭頸部がんや消化器がんのSSIのリスクが減少するという研究の結果が報告されています．また，抗菌薬の口腔内投与により口腔がんのSSIが減少したとするランダム化比較試験の結果も報告されました．

周術期口腔機能管理による術後SSI予防

　頭頸部がんの術後手術部位感染（SSI：Surgical Site Infection）は頻度の高い合併症です．口腔衛生状態を良好に保つことによりSSIのリスクを減少させることができるかどうかについて，これまでエビデンスレベルの高い研究はありませんでした．しかし，最近，術後48時間口腔細菌の増殖を抑制すると，口腔がん術後SSIの発症が抑制されること[1,2)]が明らかとなり，周術期口腔機能管理により口腔衛生状態を良好に保つとSSI発症予防につながることが示されました．また，周術期口腔機能管理により口腔とは離れた部位である大腸がんのSSIも減少することが報告され，口腔管理には口腔細菌数を減らすだけではなく，歯性病巣感染としての口腔感染巣を改善することにより，離れた部位のがん手術時のSSIを抑制する効果もあることが示唆されています．今後，周術期口腔機能管理方法の標準化が課題です．

Evidence 基礎知識・エビデンスとなる研究

1．手術部位感染（SSI）のリスク因子と予防策

　SSI予防のためのCDCガイドライン（1999年）[3)]や日本手術医学会の「手術医療の実践ガイドライン」（2014年）[4)]では，SSIのリスク因子としてさまざまな全身因子や局所因子が指摘され，SSI予防策が提言された．代表的なものを**表4-2-1**に示す．また，予防的抗菌薬投与については日本化学療法学会/日本外科感染症学会の「術後感染予防抗菌薬適正使用のための実践ガイドライン」（2016年）[5)]において詳細な提言がなされている．一般に皮膚切開開始の1時間前に投与を開始し，半減期を考慮して必要に応じて術中に追加

投与する．術後は耐性菌の出現を防ぐ観点から，投与しないか，あるいは術後48時間以内の投与にとどめる．抗菌薬の種類は手術部位によって異なり，例えば口腔外科手術の場合はその内容により，セファゾリン，セフメタゾール，スルバクタム/アンピシリンなどが投与される．

ＣＤＣガイドラインは2017年に改訂された[6]．その中でSSI予防のためにヨードホール水溶液（ポビドンヨード）で深部または皮下組織を術中に洗浄することが推奨されている．わが国ではヨードにより創部を治癒させるために必要な細胞も殺してしまうとの危惧から，ヨードホール水溶液による洗浄はこれまであまり実施されてこなかったが，今後考慮すべき予防策である．

表 4-2-1　SSIのリスクに影響する因子

患者因子	年齢 栄養状態 糖尿病 喫煙 肥満 離れた部位に同時に存在する感染 微生物の定着 免疫反応の変化 手術前入院期間
手術因子	手洗い時間 患者の皮膚の消毒 術前の剃毛 術前の皮膚の準備 手術時間 予防的抗菌薬の投与 手術室の換気 手術器具の非適切な滅菌 手術野の異物 ドレナージ 手術手技

2．SSI予防における周術期口腔機能管理の有用性

SSIは，上記の予防策を講じても少なからず発症する．頭頸部がん術後のSSI発症率は10～45％と高いことが報告されており，特に口腔と頸部が交通する場合や気管切開，再建手術を伴う場合は高頻度に発症するとの報告がある[1]．頭頸部がんや上部消化管がんは口腔咽頭貯留液中に存在する病原性微生物の創部への暴露が問題となるため，適切な口腔管理を行いSSIを予防しようとする試みがなされてきた．これまで周術期口腔機能管理により口腔癌術後SSIの発症率が低下したとの報告[7,8]もあるが，これは単施設，少数例の後ろ向き研究の結果であり，エビデンスレベルは高くなかった．一方で口腔衛生状態は頭頸部がんSSIの発症率とは関連がないという研究結果も報告された[9]．

これに対し，気管切開や皮弁再建を伴う口腔がん手術後に抗菌薬軟膏を舌背に塗布すると，口腔内細菌数が著明に減少することが明らかにされ[1]，術後48時間細菌数を抑制するとSSIの発症頻度が有意に減少することが多施設共同ランダム化比較試験（RCT）の結果証明された[2]．このことから，少なくとも高侵襲の口腔がん手術においては，SSI予防のために周術期口腔機

能管理は有用であることが示された．

　さらに，周術期口腔機能管理により消化器がんの SSI 発症リスクが減少することも，多施設共同後ろ向き観察研究において明らかとなった（論文投稿中）．本研究では術直前 1 回のみの口腔管理と比べて，2 回以上の口腔管理のほうが有意に SSI 発症抑制効果は高いことも示され，周術期口腔機能管理は単に口腔内細菌数の減少だけではなく，上に述べた CDC ガイドラインにおける「離れた部位に同時に存在する感染」を除去するのに役立っていることが示唆されたが，この点についてはエビデンスがいまだ乏しく今後の研究課題である．臨床研究を進めることによって，がんの部位や手術の内容別に周術期口腔機能管理による SSI 予防効果の有無が徐々に明らかになることが期待されている．

参考文献

1) Funahara M, et al.：Efficacy of topical antibiotic administration on the inhibition of perioperative oral bacterial growth in oral cancer patients：a preliminary study. Int J Oral Maxillofac Surg, 44：1225-1230, 2015.
2) Funahara M, et al.：Prevention of surgical site infection after oral cancer surgery by topical tetracycline：Results of multicenter randomized control trial. Medicine, 2017. in press.
3) Mangram AJ, et al.：Guideline for prevention of surgical site infection, 1999. Centers for Disease Control and Prevention（CDC）Hospital Infection Control Practices Advisory Committee. Am J Infect Control, 27：97-132, 1999.
4) 日本手術医学会編：手術医療の実践ガイドライン 2014 年．http://jaom.kenkyuukai.jp/images/sys%5Cinformation%5C20161124113729-A8B7EAA930D912551E09EF56851F66DCB1D13D661B15773560320F3F2FED663C.pdf
5) 日本化学療法学会/日本外科感染症学会編：術後感染予防抗菌薬適正使用のための実践ガイドライン 2016 年．http://www.chemotherapy.or.jp/guideline/jyutsugo_shiyou_jissen.pdf
6) Solomkin JS, et al.：Introduction to the Centers for Disease Control and Prevention and the Healthcare Infection Control Practices Advisory Committee Guideline for the prevention of surgical site infections. Surg Infect（Larchmt）, 18：385-393, 2017.
7) Sato J, et al.：Oral health care reduces the risk of postoperative surgical site infection in inpatients with oral squamous cell carcinoma. Support Care Cancer, 19：409-416, 2011.
8) Shigeishi H, et al.：Preoperative oral health care reduces postoperative inflammation and complications in oral cancer patients. Exp Ther Med, 12：1922-1928, 2016.
9) Penel N, et al.：Multivariate analysis of risk factors for wound infection in head and neck squamous cell carcinoma surgery with opening of mucosa. Study of 260 surgical procedures. Oral Oncol 41：294-303, 2005.

〈船原まどか〉

CHAPTER-4　周術期口腔機能管理に関する Clinical Question

Q3 周術期口腔機能管理により放射線性口腔粘膜炎を防げますか？

Answer
- 十分な口腔ケアに加えてステロイド軟膏を塗布することにより，重症化を抑制できる可能性があります

放射線性口腔粘膜炎の増悪予防のために推奨される方法

　放射線性口腔粘膜炎を完全に予防できる方法は現在のところありませんが，十分に口腔ケアを施行し口腔の清潔に努めるとともに，ステロイド軟膏の局所塗布を行うことが，最も推奨される方法であると考えられます．

Evidence　基礎知識・Evidence となる研究

1. 放射線性口腔粘膜炎予防に関する過去の報告

　放射線性口腔粘膜炎は照射野に一致した口腔粘膜炎（図 4-4-1）であり，ほぼ 100％発症する．疼痛のため口腔清掃ができず経口摂食が不可能になり，口腔内がさらに不潔になり，二次感染を生じることもある．口腔粘膜炎により放射線治療が完遂できなくなることもあり，重症化を抑制することは非常に重要である．

　がん治療に伴う粘膜障害に対するエビデンスに基づいた臨床診療ガイドラインが，MASCC/ISOO（Multinational Association of Supportive Care in Cancer and The International Society of Oral Oncology）の粘膜障害研究グループにより 2014 年に報告された[1]．その中で唯一高いエビデンスレベルで推奨される予防法として，消炎鎮痛剤であるベンジダミン含嗽剤の使用があげられているが，対象は化学療法を併用しない 50 Gy 未満の照射患者と

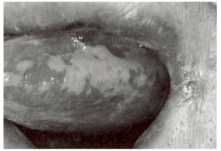

図 4-4-1　70 歳男性，中咽頭がん．
シスプラチン併用放射線治療中，舌縁に口腔粘膜炎を認める．

なっている．実際には頭頸部がんの照射線量は 60 Gy 以上が一般的であり，またベンジダミン含嗽剤はわが国では発売されていない．その他同ガイドラインには口腔ケア，低出力レーザー，ドキセピンやモルヒネを用いた含嗽，亜鉛サプリメント内服などの予防法が記載されているが，エビデンスレベルは 3～4 と低く，推奨ではなく提言にとどまっている．

一方，NCCN ガイドライン[2]にも頭頸部がん放射線治療時の口腔管理について記載されているが，主に口腔乾燥，開口障害，放射線性う蝕，放射線性顎骨壊死などの予防法についての提言であり，口腔粘膜炎に関する記述はない．その他，Rodriguez-Caballero ら[3]や Jensen ら[4]，Moslemi ら[5]のレビューにおいても，放射線性口腔粘膜炎の重症化を予防する方法はないと述べられている．わが国でときに用いられる漢方薬の半夏瀉心湯についても放射線性口腔粘膜炎の重症化抑制効果は認められなかったことが報告されている[6]．

2. ステロイドの局所投与による効果

Rugo ら[7]は，エベロリムスによる口腔粘膜炎の予防と重症化抑制効果についてデキサメタゾンの含嗽剤が有効であることを報告した．しかし，放射線性口内炎に対するステロイド外用薬の有効性については，これまでエビデンスレベルの高い研究の報告がない．口腔粘膜炎に対しオリブ油®で溶いたデキサルチン®口腔用軟膏を塗布することにより（図 4-4-2），重症化を抑制できる可能性が第 II 相試験にて確認され[8]，続いて多施設共同ランダム化比較試験が行われた．その結果，化学療法を併用しない放射線治療単独では，grade 3 以上の重症口腔粘膜炎を有意に抑制できることが明らかとなったが，化学療法併用の場合，レジメンが多様であり症例数も少ないため，明確な結論が得られなかった[9]．現在，別のステロイド軟膏による研究が行われている．

抗がん剤や放射線による口腔粘膜炎に対してステロイドを局所投与すると，口腔カンジダ症を発症するので避けるべきであるとする考えもあるが，これはエビデンスに基づいた意見ではなく，実際にはステロイド局所投与のベネフィットのほうが勝っていると考えられる

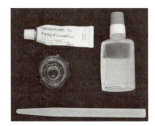
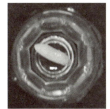
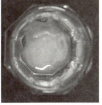

図 4-4-2 デキサルチン®口腔用軟膏をオリブ油®で溶いて口腔粘膜炎の部分に塗布する．

（CHAPTER-4　Q5 参照）.

参考文献

1) Lalla RV, et al.：MASCC/ISOO clinical practice guidelines for the management of mucositis secondary to cancer therapy. Cancer 120：1453-1461, 2014.
2) NCCN：Clinical Practice Guidelines in Oncology(NCCN Guidelines). Head and Neck Cancers Version 1. 2016.
https://www.nccn.org/professionals/physician_gls/pdf/head-and-neck.pdf
3) Rodriguez-Caballero D, et al.：Cancer treatment-induced oral mucositis：a critical review. Int J Oral Maxillofax Surg 41：225-238, 2012.
4) Jensen SB, et al.：Systematic review of miscellaneous agents for the management of oral mucositis in cancer patients. Support Care Cancer 21：3223-3232, 2013.
5) Moslemi D, et al.：Management of chemo/radiation-induced oral mucositis in patients with head and neck cancer. A review of the current literature. Radiother Oncol 120：13-20, 2016.
6) Yamashita T, et al.：A traditional Japanese medicine-- Hangeshashinto (TJ-14) —alleviates chemoradiation- induced mucositis and improves rate of treatment completion. Support Care Cancer 23：29-35, 2015.
7) Rugo HS, et al.：Prevention of everolimus-related stomatitis in women with hormone receptor-positive, HER2-negative metastatic breast cancer using dexamethasone mouthwash（SWISH）：a single-arm, phase 2 trial. Lancet Oncol 18：654-662, 2017.
8) Kawashita Y, et al.：Prophylactic bundle for radiation-induced oral mucositis in oral or oropharyngeal cancer patients. J Cancer Res Ther 2, 9-13, 2014.
9) Kawashita et al.：Effectiveness of a comprehensive oral management protocol for the prevention of severe oral mucositis in patients receiving radiotherapy with or without chemotherapy for oral cancer：A multicenter, phase II, randomized controlled trial. International Journal of Oral and Maxillofacial Surgery, in press.

（川下由美子）

CHAPTER-4 | 周術期口腔機能管理に関する Clinical Question

Q4 がん手術時の口腔ケアの適切な方法は？

ANSWER
- 口腔の自浄作用や嚥下機能の障害の程度，全身状態などにより適切な口腔ケア方法は異なります

がん手術時の口腔管理の目的と方法

がん手術時の口腔管理の目的は，1) 感染源の除去，2) 口腔内細菌数の減少，3) 早期の経口摂食の援助の3点です（CHAPTER-1 参照）．ここでは2) の口腔内細菌数を減少させるにはどのような口腔管理を行えばよいか示します．

1 手術前の口腔ケア

手術前には口腔内診査とパノラマエックス線写真撮影を行い，根尖病巣や歯周病などの感染源を精査し，手術までの期間に治療します．歯周病については必要に応じて口腔衛生指導やスケーリング，PMTC を行い，根尖病巣については活動性と思われる場合には根管治療や抜歯，歯根端切除などを行っておきます．舌苔については合併症発症との関連性は必ずしも明らかにされていませんが，周術期には増加する[1]ことや，手術後の唾液中細菌数と舌背上の細菌数には関連性が示唆される（論文投稿中）ことから，舌苔清掃も行うとよいでしょう（CHAPTER-4 Q19-3 参照）．

2 手術後の口腔ケア

後述のように手術後の口腔内状況は自浄作用の回復程度によって大きく異なります．自浄作用は唾液分泌と嚥下によって担われるので，唾液分泌低下や嚥下障害がある場合は口腔内細菌数は増加していることが推測されます．口腔内状況は，自浄作用の回復程度によってリスクレベルを，1) 軽度，2) 中程度，3) 高度の3段階に分けることができます．

1．リスクレベル：軽度

術後すぐに経口摂食が可能な場合は，口腔内の自浄作用は保たれているため，口腔内の細菌数は手術前と変わりありません．特別な口腔ケアは必要な

く，通常のセルフケア指導と含嗽指導を行いましょう．

2. リスクレベル：中程度

術後経口摂食が不可能（絶食または経管栄養）な場合，自浄作用は低下し，口腔内の細菌数は増加する傾向にあります．含嗽（ブクブクうがい）が可能である場合は，日中は座位で3時間毎にイソジンガーグルで含嗽をするように指導します．ブラッシングも通常通り行ってもよく，舌背は1日に1回オキシドール＋スポンジブラシで擦過し舌苔除去を行います．これに対し含嗽が不可能である場合は，イソジンやプリビーシーにより口腔内の清拭を行い，イソジンガーグルによる含みうがいを行います．含嗽が不可能な場合は，ブラッシングを行うと歯に固着した細菌を口腔内に撒き散らし唾液中細菌数を増加させるので，歯はスポンジブラシによる清拭程度にとどめておきます．舌背は1日に1回オキシドール＋スポンジブラシで擦過し舌苔除去を行います．

3. リスクレベル：高度

経口挿管あるいは気管切開による管理中は，口腔内細菌数は著しく増加します[1,2]（挿管中の口腔ケアについてはCHAPTER-3 6），CHAPTER-4 Q14を参照）．

基礎知識・Evidence となる研究

摂食状況と口腔内細菌

プラークや歯石を除去すれば唾液中細菌数は減る，と考えられがちである．しかし，唾液中細菌の供給源はプラークや歯周ポケット内の細菌ではない．これは口腔衛生状態の不良な者も，無歯顎でプラークや歯周ポケットの存在しない者も，唾液中細菌数には差がないことからも明らかである．がん手術後の唾液中細菌数に影響を与える因子についての前向き研究によると，プラークの付着状況や歯周病の程度，残存歯の本数などとは関連はなく，術後の摂食状況が最も重要な因子であることが明らかとなった（論文投稿中）．一方，口腔がん患者において手術翌日の摂食状況と唾液中細菌数の関連を調べると，常食を摂取している患者では細菌数は術前と差はなく，絶食または経管栄養の患者では細菌数は大きくばらつきがあり，気管切開患者では細菌数は著しく多かった（図 4-3-1）．これらのように，唾液中細菌数を減らすためには，手術後早期に経口摂食を開始し，口腔の自浄作用を回復することが最も有効であると考えられる[3,4]．

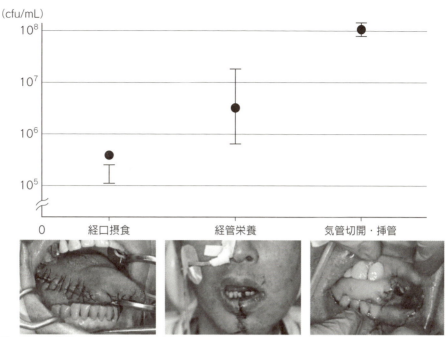

図 4-3-1　術翌日の摂食状態と唾液中細菌数

> **参考文献**
>
> 1) Hayashida S, et al.：The effect of tooth brushing, irrigation, and topical tetracycline administration on the reduction of oral bacteria in mechanically ventilated patients：a preliminary study. BMC Oral Health, 16（1）：67, 2016.
> 2) Funahara M, et al.：Efficacy of topical antibiotic administration on the inhibition of perioperative oral bacterial growth in oral cancer patients：a preliminary study. Int J Oral Maxillofac Surg 44：1225-1230, 2015.
> 3) 船原まどか，ほか：嚥下障害を有する胃瘻造設患者に対する適切な口腔ケア方法に関する検討　唾液中の細菌数を指標に．口腔ケア会誌 9：5-11，2015.
> 4) Funahara M, et al.：An analysis of the factors affecting the number of bacteria in the saliva of elderly adults in need of care. Int J Gerontol, 2018, in press.

（船原まどか）

CHAPTER-4　周術期口腔機能管理に関する Clinical Question

Q5 口内炎にステロイド軟膏を塗布すると，口腔カンジダ症を発症するのでしょうか？

Answer
- 口腔カンジダ症のリスク因子にいくつかの局所，全身所見がありますが，ステロイド軟膏の塗布そのものはリスク因子ではありません

放射線治療中の口腔カンジダ症の治療

放射線治療中に口腔カンジダ症を発症した場合，口腔の保清と抗真菌薬の局所投与（フロリードゲル®の塗布など）を行うと，数日以内に治癒することが多く，重篤な症状を呈することはほとんどありません．

ステロイド局所投与と口腔カンジダ症への影響

放射線性口腔粘膜炎へステロイドを局所投与すると，口腔カンジダ症を誘発するといわれることがありますが，明確なエビデンスに基づいた意見ではありません．デキサルチン®口腔用軟膏の添付文書には，「感染症の増悪を招くおそれがあるので，使用する場合にはあらかじめ適切な抗菌剤，抗真菌薬による治療を行うこと」と記載されていますが，ステロイドの局所応用は口腔粘膜炎の症状緩和に効果があり，適切な口腔ケアを実施すれば，ステロイド軟膏塗布により重篤な口腔カンジダ症を発症することはないと考えられています．

Evidence 基礎知識・エビデンスとなる研究

1. 放射線治療と口腔カンジダ症

頭頸部への放射線治療に伴う有害事象で多く見られる疾患に口腔カンジダ症（図4-5-1）があり，化学療法が併用されるとその発症頻度は高くなることが報告されている[1]．口腔カンジダ症は日和見感染症であり，そのリスク因子には，全身の状態と局所の因子があげられている．全身の状態としては，免疫力の低下や骨髄の抑制があり，口腔内の因子には口腔内の清掃状態，

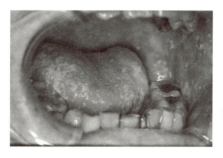

図 4-5-1 70歳男性の上咽頭がんで化学放射線治療中に発症した口腔カンジダ症

唾液分泌の低下，喫煙などがある．

2．放射線性口内炎に対するデキサルチン® 口腔用軟膏の効果と有害事象について

　ステロイド軟膏塗布により口腔カンジダ症が誘発されるという懸念から，放射線性口腔粘膜炎の治療にステロイド軟膏を使用すべきでないとする意見もある．実際に放射線性口内炎に対するデキサルチン® 口腔用軟膏の効果と有害事象について調べた研究によれば，頭頸部がん放射線治療患者 300 例（デキサルチン® 口腔用軟膏使用 176 例，非使用 124 例）のうち，口腔カンジダ症は 300 例中 75 例（25％）にみられたが，すべて含嗽やフロリードゲル® の塗布により短期間で治癒した．さまざまな全身的，局所的因子と口腔カンジダ症発症との関連性について Cox 回帰による多変量解析，および傾向スコア法による解析を行った結果，リンパ球数と口腔粘膜炎の重症度の 2 つの因子が独立したリスク因子として認められたが，ステロイド軟膏塗布はリスク因子ではなかったことが明らかとなっている．

　本研究は放射線治療中の口腔カンジダ症発症リスク因子について多数例をもとに解析を行った初の研究であり，十分な口腔ケアと，緊密な経過観察により口腔カンジダ症が発症してもただちに対応できるなら，放射線性口内炎の治療にステロイド軟膏を使用しても差し支えないことが示された．ステロイド局所投与は放射線性口内炎の症状緩和に有効であり，リスクとベネフィットの両者を考え，適切にステロイド軟膏を使用することが重要である．

参考文献

1) Bensadoun RJ, et al.：Oropharyngeal candidiasis in head and neck cancer patients treated with radiation：upcate 2011. Supprt Care Cancer 19：737-744, 2011.
2) Kawashita et. al., A retrospective study of factors associated with the development of oral candidiasis in patients receiving radiotherapy for head and neck cancer：Is topical steroid therapy a risk factor for oral candidiasis？. Medicine, in press

（川下由美子）

CHAPTER-4 周術期口腔機能管理に関する Clinical Question

Q6 放射線性う蝕の予防法は？

Answer
- 放射線性う蝕の管理は放射線性顎骨壊死（ORN）予防のために重要です．う蝕予防のためには定期的な口腔管理とフッ素の局所応用を行います．

放射線性う蝕の予防法

放射線性う蝕を予防するために定期的な口腔管理などがすすめられます．しかしほぼ毎週歯科受診していたにもかかわらず，数年後に，照射されたすべての歯の崩壊を招いた症例を経験すると，通常の口腔管理では放射線性う蝕は必ずしも予防できないこともあると考えられます．

NCCN ガイドラインでは放射線性う蝕を予防するために，キシリトールガムの咀嚼，塩酸ピロカルピン（サラジェン®）の投与，フッ素入り歯磨剤の使用，トレー法によるフッ化物局所応用，定期的な歯科受診によるう蝕の早期発見などが掲載されています．照射終了後にマウスピースを作製し，1,450 ppm フッ素含有歯磨剤をマウスピース内に貼付して毎日就寝時に使用することにより放射線性う蝕の発症が抑制されるか，前向き研究が開始されています．

Evidence ▶ 基礎知識・エビデンスとなる研究

1. 放射線性う蝕とその原因

頭頸部がんに対する放射線治療は根治療法として，あるいは術後補助療法としてしばしば行われる．放射線治療の有害事象には急性期障害として口内炎，口腔乾燥症，白血球減少，味覚障害などが，晩発性障害として瘢痕形成による開口障害，難治性潰瘍，放射線性う蝕，放射線性顎骨壊死（ORN）が知られている．これらのうち放射線性う蝕は，口腔領域を含む放射線治療が行われた数か月～数年後に発生するう蝕のことで，口腔内に多発性かつ急速に進展するのが特徴である．その多くは歯頸部（cement-enamel junction）から発生し，早期に歯髄炎や歯根膜炎を生じたり，破折により残根状

態になることも多い.

　放射線性う蝕の発生機序は必ずしも明らかにはなっていない．一般には放射線の唾液腺障害により口腔乾燥症を生じ，唾液による自浄作用や緩衝能が低下することによりう蝕が発生すると考えられている[1]．一方，放射線による歯の硬組織や基質であるコラーゲンへの直接ダメージがう蝕発生の原因であるとする説[2]や，放射線は歯の硬組織へ直接障害を起こさないとする説[3]もある．放射線治療患者では対照群と比較して1年後，2年後のう蝕は有意に増加し，放射線性う蝕のリスク因子として唾液腺への照射と歯への照射の両者があげられることが報告されている[4]．NCCNガイドライン[5]においても，頭頸部への放射線治療の有害事象の1つとして急激に増大するう蝕リスクがあること，放射線性う蝕は照射3か月後には生じる可能性があること，原因として唾液腺障害と歯の硬組織への直接的障害の両者があることなどが記載されている．

　放射線性う蝕はORNの主要な原因の1つである．Kojimaら[6]は頭頸部がん放射線治療患者391例のうち30例にORNを発症し，根尖病巣や照射後の抜歯とならんで放射線性う蝕がORN発症のリスク因子として重要であることを報告している．このように放射線性う蝕は単に歯を喪失するという歯科的な問題だけではなく，ORNの予防のために特に重要であり，予防法の確立が望まれている（CHAPTER-4　Q7参照）．

参考文献

1) Gupta N, et al.：Radiation-induced dental caries, prevention and treatment—A systematic review. Natl J Maxillofac Surg 6：160-166, 2015.
2) Springer IN, et al.：Radiation caries- radiogenic destruction of dental lollagen. Oral Oncol 41：723-728, 2005.
3) Kielbassa AM, et al.：Radiation-related damage to dentition. Lancet Oncol 7：326-335, 2006.
4) Soutome S, et al.：Risk factors for radiation-induced dental caries in patients with head and neck cancer. Oral Health Care 2：1-4, 2017.
5) National Comprehensive Cancer Network (2016) Clinical Practice Guidelines in Oncology. Head and Neck Cancers Version 1. https://oralcancerfoundation.org/wp-content/uploads/2016/09/head-and-neck.pdf#search=%27NCCN+guideline+head+neck+cancer+2017%27
6) Kojima Y, et al.：Relationship between dental status and development of osteoradionecrosis of the jaw：a multicenter retrospective study. Oral Surg Oral Med Oral Pathol Oral Radiol 124：139-145, 2017.

（五月女さき子）

CHAPTER-4　周術期口腔機能管理に関する Clinical Question

放射線性顎骨壊死（ORN）を防ぐためには
どうすればよいでしょうか？

- 根尖病巣を有する下顎臼歯や予後不良な歯は照射前に抜歯が推奨されます．照射後はう蝕管理が重要です．

ORN 予防のための口腔管理法

　ORN は，放射線により血行不良となった顎骨に主に歯性感染症に由来する感染が波及して発症すると考えられています．そのため ORN 予防のためには口腔管理が重要であり，感染源になりうる歯は照射前に抜歯しておくことが推奨されています．しかし，どのような歯が感染源になり抜歯するべきか明確な基準は現在確立されていません．最近報告された多施設共同研究により，根尖病巣を有する下顎臼歯を照射前に抜歯することと，照射終了後のう蝕管理が ORN 予防のために重要であることが明らかとなりました．

 基礎知識・エビデンスとなる研究

1. 放射線性顎骨壊死（ORN）とは

　頭頸部がんに対する放射線治療（RT）は有効な治療法の1つで，放射線単独，あるいは抗がん剤との同時併用療法（CRT），分子標的薬との同時併用療法（BRT）としてしばしば用いられる．放射線性顎骨壊死（ORN）は RT の重篤な晩期有害事象の代表的なものであり，3 か月以上継続する骨露出と定義されている．一般に RT 終了 1〜2 年後に発症することが多いが，ときには 5 年以上経過後に生じることもある（**図 4-7-1**）．

　ORN の頻度については 0.9%〜35%とさまざまな報告がある[1]．最近われわれが報告した国内 6 施設の頭頸部がん RT 患者を収集した結果では，ORN は 392 例中 30 例にみられ，粗発症率は 7.7%，3 年累積発症率は 9.8%であった（**図 4-7-2**）[2]．ORN の治療は抗菌薬の投与や洗浄などの保存的治療と外科的治療があるが，保存的治療のみで治癒することはまれであり，根本的な治療としては病巣の範囲により表層骨の掻爬や壊死骨切除，顎骨の辺縁切除，区域切除などが必要となることが多い[1]．高圧酸素療法の報告も散

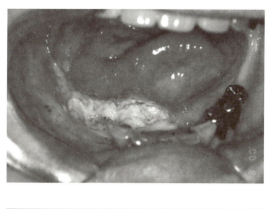
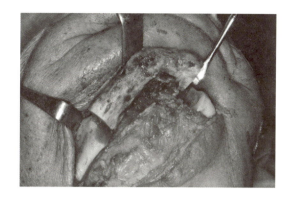
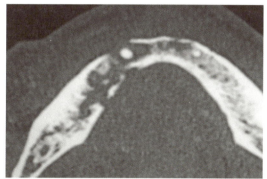
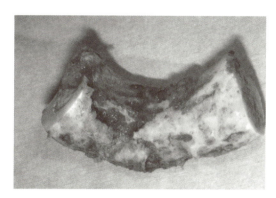

図 4-7-1　ORN で下顎骨区域切除を行った 1 例

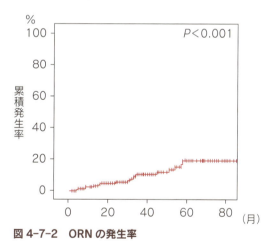

図 4-7-2　ORN の発生率

見されるが，ORN の治療に有効であるかどうかはさまざまな意見がある．

2. ORN のリスク因子

ORN の局所的な原因として RT による顎骨の血流低下と口腔からの感染がある．そのためリスク因子についても，顎骨の血流低下に関するものと，

表 4-7-1　口腔/中咽頭がんにおける ORN 予防法

1) 根尖病巣を有する下顎臼歯は RT 前に抜歯する
2) 予後不良が予測される歯は RT 前に抜歯する
3) RT 後はトレー法によるフッ素塗布と定期的な口腔管理

口腔からの感染に関するものがあり，前者としてがんの発生部位，照射方法，分割方法，照射線量，照射範囲，喫煙などが，後者として口腔衛生状態や歯性感染症の有無などがあげられる[3,4]．近年普及してきた強度変調放射線治療（IMRT）は，唾液腺など周囲健常組織への照射を低減するものであるが，口腔中咽頭がんでは顎骨への照射線量を減らすことは難しく，IMRT と通常の 3D-CRT とで ORN の発症リスクは変わらないとする報告が多い．

ORN 発症のリスク因子のうち，歯科所見についてはいくつかの後ろ向き研究がなされているが，RT 前の口腔衛生状態不良がリスク因子になるとする報告[1,5,6]，RT 前の口腔所見はリスク因子ではないが RT 後の口腔所見不良がリスク因子になるとする報告[7,8]，RT 後の抜歯がリスク因子になるとする報告[1,5,9,10]，RT 前の抜歯がリスク因子になるとする報告[1,11]，抜歯はリスク因子にはならないとする報告[12]，RT 前に抜歯をしても ORN のリスクは減少しないとする報告[13]など，研究者により口腔所見の意義や歯科的なリスク因子についてはさまざまな意見がある．

NCCN ガイドライン「Head and Neck Cancer」[14]では，2014 年に初めて「Principles of dental evaluation and management」という項ができた．それによると，ORN の予防法としては，全歯のエックス線検査を含む口腔内精査を行い，感染源になりうる歯が存在すれば RT 開始 2 週前以前に抜歯をすること，長期間の歯の予後予測や患者のモチベーションなども考慮に入れること，RT 後に抜歯やインプラントを行う際にはがん治療医に相談することとされている．しかし，感染源になりうる歯の定義は示されておらず，実臨床では抜歯をすべきかそうでないか迷う場面も少なくない．

前述の 6 施設の多施設共同研究では，ORN を周術期口腔機能管理によって予防するためには，1) 根尖病巣を有する下顎臼歯は RT 前に抜歯をすること，2) 予後不良が予測される歯は RT 前に抜歯をすること，3) RT 後のう蝕予防と口腔管理，の 3 点が推奨された（**表 4-7-1**）．

多施設共同後ろ向き研究で 392 例の症例を集めて Cox 回帰分析により多変量解析を行った．その結果，ORN の好発部位として下顎臼歯部が最も多いこと，平均 20 か月後に発症すること，RT 前の所見としては，発生部位（口腔あるいは中咽頭），根尖病巣，RT 後の抜歯の 3 因子が ORN の発症に有意に関連する独立したリスク因子であることを明らかにした．さらに RT

前の所見だけではなく，RT 終了後に多発う蝕になり ORN を発症する患者も少なくなく，RT 後のう蝕も ORN のリスク因子となることが示された[2]．

参考文献

1) Reuther T, et al.：Osteoradionecrosis of the jaws as a side effect of radiotherapy of head and neck tumour patients—a report of a thirty year retrospective review. Int J Oral Maxillofac Surg 32：289-295, 2003.
2) Kojima Y, et al.：Relationship between dental status and development of osteoradionecrosis of the jaw：a multicenter retrospective study. Oral Surg Oral Med Oral Pathol Oral Radiol 124：139-145, 2017.
3) Madrid C, et al.：Osteoradionecrosis：An update. Oral Oncol 46：471-474, 2010.
4) Barbara A, et al.：Radiotherapy-induced mandibular bone complications. Cancer Treatment Reviews 28：65-74, 2002.
5) Raguse JD, et al.：Patient and treatment-related risk factors for osteoradionecrosis of the jaw in patients with head and neck cancer. Oral Surg Oral Med Oral Pathol Oral Radiol 121：215-221, 2016.
6) Niewald M, et al.：Dental status, dental treatment procedures and radiotherapy as risk factors for infected osteoradionecrosis (IORN) in patients with oral cancer—a comparison of two 10 years' observation periods. Springer Plus 3：263, 2014.
7) Katsura K, et al.：Relationship between oral health status and development of osteoradionecrosis of the mandible：a retrospective longitudinal study. Oral Surg Oral Med Oral Pathol Oral Radiol Endod 105：731-738, 2008.
8) Kobayashi W, et al.：Comparison of osteoradionecrosis of the jaw after superselective intra-arterial chemoradiotherapy versus conventional concurrent chemoradiotherapy of oral cancer. J Oral Maxillofac Surg 73：994-1002 2015.
9) Thorn JJ, et al.：Osteoradionecrosis of the jaws：clinical characteristics and relation to the field of irradiation. J Oral Maxillofac Surg 58：1088-1093, 2000.
10) Morrish RB Jr, et al.：Osteonecrosis in patients irradiated for head and neck carcinoma. Cancer 47：1980-1983, 1981.
11) Moon DH, et al.：Incidence of, and risk factors for, mandibular osteoradionecrosis in patients with oral cavity and oropharynx cancers. Oral Oncol 72：98-103, 2017.
12) Koga DH, et al.：Dental extractions related to head and neck radiotherapy：ten-year experience of a single institution. Oral Surg Oral Med Oral Pathol Oral Radiol Endod 105：e1-e6, 2008.
13) Chang DT, et al.：Do pre-irradiation dental extractions reduce the risk of osteoradionecrosis of the mandible? Head Neck 29：528-536, 2007.
14) NCCN：Clinical Practice Guidelines in Oncology(NCCN Guidelines). Head and Neck Cancers Version 1. 2016.
https://www.nccn.org/professionals/physician_gls/pdf/head-and-neck.pdf

（兒島由佳）

CHAPTER-4　周術期口腔機能管理に関する Clinical Question

Q8 血液がん化学療法時の重症口内炎にはどのように対処したらよいでしょうか？

Answer
- 抗がん剤の特性や患者の状態を把握したうえで，感染予防と除痛を目的に，局所麻酔薬を併用しながら口腔ケアや含嗽指導を行い，適切に食事形態を変更します

　血液がん治療は，固形腫瘍と異なり化学療法や造血幹細胞移植で完全寛解になり治癒を目指せる疾患です．そのため，がん細胞の増殖を抑え根絶させるには強い細胞傷害性抗がん剤を使用します．非常に強い骨髄抑制に至る易感染性の高い疾患でもあります．ここでは多発性骨髄腫の患者の例で，周術期等口腔機能管理の実際について説明します．

多発性骨髄腫の患者の例

1 ― 多発性骨髄腫の化学療法

　メルファランなどの細胞傷害性抗がん剤とステロイド剤に加えて，さまざまな薬剤（ボルテゾミブ，レナリドミド，サリドマイド，ポマロドミドなど）が保険承認されており，これらを適切に組み合わせた薬物療法が行われます．また大量化学療法＋自家末梢幹細胞移植を行うこともあります．高カルシウム血症が生じた場合はビスホスホネート剤（ゾメタ®）を行う場合が多くみられます[1)2)]．

　本患者ではボルテゾミブ（ベルケイド®）中心の化学療法が行われました．ボルテゾミブ投与の際は，投与後より平均11日目に骨髄抑制が生じ，血球数は11日目に最低値となり，その後は次のクール開始前までには回復します．貧血が74％，好中球減少が44％，血小板減少が38％で認められました．

　上記の病態と治療時期の全身状態を加味して口腔粘膜炎への対処が必要となります[2)]．

2 ― 重症粘膜炎への口腔ケアなどの対処について

1. 口腔ケア方法

　図4-7-1は骨髄抑制のピーク時の口腔粘膜炎の悪化であり，数日間口腔内

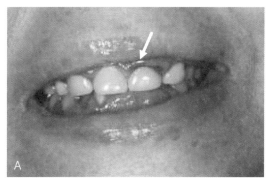
A：左上1周囲の歯肉が腫脹

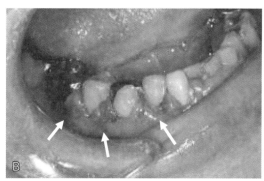
B：右下前歯部から臼歯部にかけて，歯周炎が悪化．歯肉が腫脹し出血がみられた

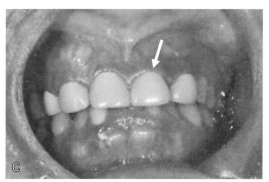
C：腫脹し出血していた歯肉が消炎した．左上前歯部の歯肉の腫脹も軽快した

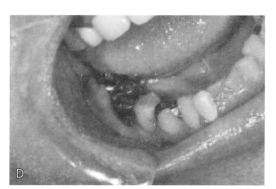
D：右下前歯部から臼歯部にかけての腫脹も軽快した

図 4-7-1　ベルケイド®治療中，投与後10日後の骨髄抑制期に歯周炎が悪化したケース

の感染を予防し，現状より悪化しなければ血球の回復が期待できます[4]．BP製剤も使用しているので，感染の波及は最小限にとどめる必要があります．

2．除痛

まずは除痛を図ります（図 4-7-2）．主治医，歯科医師，看護師，薬剤師と連携しNumerical Rating Scale（NRS）1-2になるようにベースの疼痛薬に外用薬として局所麻酔薬4％リドカイン®などを含有している含嗽薬，塗布剤，スプレータイプを粘膜炎の状況に合わせて選択します[3]．

3．含嗽

セルフケア時は，今回はスプレータイプの除痛剤を選択し，数回疼痛部分に噴霧後ネオステリングリーン液®で含嗽をします．リペリオをスーパーソフト歯ブラシ（超軟毛）につけて愛護的にブラッシングを行います（図 4-7-3）．

4．歯科衛生士による専門的口腔ケア

スケーリング，PMTC，歯周ポケット内のプラークの除去，洗浄を行います[2]．

洗浄後は，ペリオクリン歯科用軟膏®を塗布します．PLTが低く（2万/

① 含嗽タイプ
② スプレータイプ
③ 塗布タイプ
＊口腔粘膜炎の状況でこの3種類を使い分ける

④スペシャルスプレー
　ⓐ通常　100mL作成
　　蒸留水：96mL
　　4％キシロカイン：4mL
　　アズレン細粒：1包
　ⓑ濃いめ：2倍・3倍・4倍

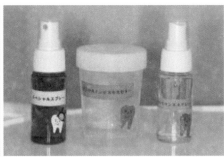

スプレータイプ　塗布タイプ　キシロカイン®
　　　　　　　　　　　　　　＋保湿剤のリンス含有

図 4-7-2　除痛に使用できる薬剤
痛みのコントロールで使用するときは，食事の前，口腔ケアの前，痛いとき，いつでも何回でも使用する

①ネオステリングリーン液でうがいをする（コンクールF）
1日8回以上（起床時・食前後・就寝前）

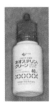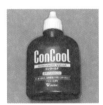

②超軟毛の歯ブラシで愛護的にブラッシングを行い，研磨剤を含まない歯周組織を活性化させるような成分が含有している歯磨剤を使用する

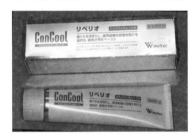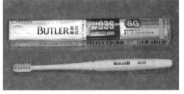

③歯周ポケットに，ペリオクリン歯科用軟膏®を塗布する。

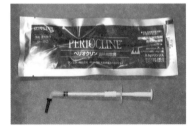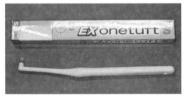

図 4-7-3　骨髄抑制期の口腔ケア
特に骨髄抑制期の口腔ケアは，口腔内細菌数を減少させて歯肉炎を消炎させることが，2次感染の波及を防ぐことにつながる

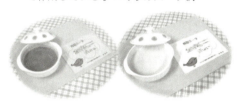
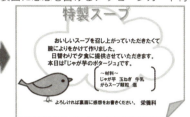

かぼちゃのポタージュ　じゃが芋のポタージュ　にんじんのポタージュ
トマトスープ　三色野菜のスープ　白菜のポタージュ
オニオングラタン風スープ

がん感染症センター都立駒込病院栄養科で作成している手づくりのスープ例

裏面に感想も書けるメッセージカード付き

図 4-7-4　特製スープ（自然食材の味を生かした手作りのスープ）
食欲不振や口腔粘膜障害などに対して，市販のお湯で注ぐフリーズドライのスープと野菜，乳製品をベースに素材のうま味を引き出した喉越しのよい手作りスープなど調理時間や体調に合わせて選択する．すまし系（コンソメ）とポタージュ系など，味の種類の工夫も重要

mm²以下）で出血が止血困難な場合は，セルフケアは含嗽のみとして看護師や歯科衛生士による介助ケアに切り替えます．歯科衛生士は介助ケア時はタフトブラシなどで歯面清掃を行いプラークの除去を徹底します[3)4)]（**図4-7-3**）．

5．食事形態の変更

担当看護師，管理栄養士と連携して食事形態の変更を行います．口腔粘膜炎が悪化すると疼痛から食欲不振になることが多く，経口摂取量が減少し栄養状態が悪くなることがあります[5)]．水分量の多い，刺激の少ない，薄味で，ソフトな食品形態（口内で潰せる硬さ），トロミがある食事を勧めましょう．特に栄養価の高いスープなどが適切です．治療中も口から食べられるように痛みや粘膜炎の対処を歯科衛生士としてサポートすることは，患者の闘病意欲の維持やがん治療効果の向上につながります（**図4-7-4**）．

参考文献

1) 佐々木常雄，岡本るみ子：新がん化学療法ベスト・プラクティス．第2版，照林社，東京，2012，351-354
2) 夏目長門，池上由美子：がん患者の口腔ケア．日本口腔ケア学会学術委員会，医学書院，東京，2017，24-36．
3) 佐々木常雄，岡元るみ子監修：ナーシングケアQ＆Aそこが知りたい！がん化学療法とケアQ＆A―臨床現場からの100の質問に答えます．第2版，総合医学社，東京，2014，90-92．
4) 岡元るみ子，佐々木常雄編：がん化学療法副作用対策ハンドブック，羊土社，東京，2010，39-52．
5) 鳥居隆志，ほか：外来化学療法患者の栄養素・食品群摂取量に関する実態調査，癌と化学療法社，東京，2010，37

（池上由美子）

CHAPTER-4　周術期口腔機能管理に関する Clinical Question

Q9 血液がん化学療法時の抜歯や歯科治療はいつ，どこまでするのでしょうか？

ANSWER
- 自発痛，打診痛，咬合痛，周囲歯肉の発赤・腫脹・排膿，または，これらの症状を過去に複数回繰り返している歯は，根管治療または抜歯をするべきです．抜歯は血液がん治療開始の 2～3 週前まで，最低でも 7～10 日前までに行います．抜歯後の骨鋭縁は可能な限り削合し，しっかりと歯肉粘膜で縫合閉鎖したのち，抗菌薬を 1 週間投与します．
- 移植患者の場合，すべての歯科治療は前処置の開始前までに完了しておくべきです．

血液がん化学療法時の口腔管理の実際

1 歯科治療時のリスク分類

- Sonis らは歯科治療時の患者のリスクを高度・中等度・低度の 3 つに分類しています[1]．

  高度リスク群：活動性の白血病，骨髄抑制を有する治療抵抗性の症例．
  中等度リスク群：寛解導入療法が奏効後，維持・強化療法の副作用により骨髄抑制を有する症例．
  低度リスク群：骨髄抑制のない完全寛解状態の症例．

- Tsuji らは化学療法後の骨髄抑制回復までの期間により 4 つに分類しています[2]．

  Grade A：骨髄抑制が軽度．
  Grade B：骨髄抑制が中等度（骨髄回復に約 2～3 週間程度）．
  Grade C：骨髄抑制は高度（骨髄回復に約 4 週間程度）．
  Grade D：骨髄抑制は高度で免疫不全状態が持続するもの（移植前処置）．

2 化学療法開始前に行うべきこと

1. 不良補綴物の除去

   化学療法開始までに口腔粘膜に対する易傷害性の矯正器具，不適合な補綴

物，外傷性咬合，歯石などは除去します[3]．

2．う蝕に対する治療

う窩がある場合は修復し，歯髄炎のリスクがあれば抜髄します[1]．

口腔衛生指導に加えて，う蝕予防のためのフッ化物洗口を行います[1]．

3．歯周炎に対する治療

①スケーリングとルートプレーニングを実施します[1]．

②重度歯周病に罹患した歯は抜歯します[3]．

③歯周ポケット長別の治療方針の例

- 歯周ポケット4 mm以下，bleeding on probing（BOP）10％以下であれば骨髄抑制期間中に菌血症となるリスクは少ないため，経過観察を行います（後述の**前向き研究の紹介**の項参照）[4]．
- 歯周ポケットが6 mm以上，急性症状あり，顕著な骨吸収あり，根分岐部露出あり，動揺ありの所見があれば抜歯します（米国小児歯科学会：American Academy of Pediatric Dentistry/AAPD）[5]．
- 歯周ポケットが8 mm未満で症状がなければ経過観察を行う．歯周ポケットが8 mm以上，または強い動揺（Millerの動揺度3以上）や，症状（例えば自発痛，打診痛，咬合痛，周囲歯肉の発赤・腫脹・排膿，またこれらの症状の過去複数回の繰り返し）がある場合は抜歯を行います（後述の**前向き研究の紹介**の項参照）[2,6,7]．

4．根尖病巣に対する治療

①症状のない根尖病巣については血液がんの状態が安定化するまでその治療を延期します（米国小児歯科学会/AAPD）[5]．

②根尖部のエックス線透過像の長径が5 mm未満で症状がなければ加療の必要はありませんし．エックス線透過像の長径が5 mm以上，または症状（例えば自発痛，打診痛，咬合痛，周囲歯肉の発赤・腫脹・排膿，またこれらの症状の過去複数回の繰り返し）がある場合には，歯内治療，あるいは抜歯を行います（後述の**前向き研究の紹介**の項参照）[2,6,7]．

5．歯冠周囲炎に対する治療

①歯冠周囲炎の所見がある埋伏歯は抜歯します[3]．

②萌出途上の場合，歯冠周囲炎の原因となる歯肉弁は切除します[1]．

③症状（自発痛，打診痛，咬合痛，周囲歯肉の発赤・腫脹・排膿，またこれらの症状の過去複数回の繰り返し）がある場合は抜歯します（後述の**前向き研究の紹介**の項参照）[2,6,7]．

6．いつまでに歯科治療を完了すべきか？

①失活歯に対する歯内治療は化学療法開始1週間前までに完了しておくべきであり，それが困難であれば抜歯します．また抜歯は血液がん治療開

始の 2 週間前までに，最低でも 7〜10 日前までに行うべきであり，抜歯後の骨鋭縁は可能な限り削合し，しっかりと歯肉粘膜で縫合閉鎖します．抗菌薬は 1 週間投与が必要です（米国小児歯科学会/AAPD）[5]．

②抜歯は血液がん治療開始の 3 週間前までに，最低でも 10〜14 日前までに行います[1]．

③移植患者の場合，すべての歯科治療は前処置の開始前までに完了しておくべき（米国小児歯科学会/AAPD）[5]でしょう．

7．化学療法中の含嗽について

①高度リスク群において口腔に感染所見がある場合は，アルコールを含有しない 0.12％グルコン酸クロルヘキシジン（現在国内では使用できない濃度※）の含嗽液で含嗽させます[1]．

②重曹と 0.1％のグルコン酸クロルヘキシジン（エタノール含有）の含嗽をランダム化比較試験（Randomized Controlled Trial/RCT）で検討したところ，重曹群のほうが口腔内の細菌カウント数が有意に多かったが，実際の感染所見に違いは認めず，むしろ口腔粘膜炎の発生は重曹群のほうが少なく，その発生開始日も遅くなる傾向にあった[8]という結果が得られています．

※グルコン酸クロルヘキシジンを膀胱・腟・口腔などの粘膜や創傷部位に使用し，ショックが発現したとの報告が過去に十数例なされた．これらのほとんどは適正濃度を超えた 0.2〜1％での使用であったが，第 24 次薬効再評価（昭和 60 年 7 月 30 日公示：薬発第 755 号）において，結膜囊以外の粘膜（膀胱・腟・口腔など）への適用や創傷，熱傷への適用の一部（広範囲，高濃度）が禁忌となった．現在，医薬部外品や一般用医薬品である含嗽剤にはグルコン酸クロルヘキシジン含有のものがあるが，用法に従い希釈した場合には濃度が 0.0003〜0.006％程度となる．

 基礎知識・エビデンスとなる研究

1．前向き研究の紹介

1 化学療法患者に対する前向き研究

①**Toljanic らの化学療法施行 48 例を対象とした前向き研究（パイロット・スタディ）**：慢性歯性病巣のうち中等度〜低度の病巣が化学療法中に急性化することはなく，重度の慢性歯性病巣の 10％のみが急性化を呈した（**表 4-9-1**）．ただし，そのどれもが抗菌薬で対応可能であり，化学療法の中断に至る例はなかった．すなわち，慢性歯性病巣に関しては必ずしも化学療法開始前までに治療を完了しておく必要はなく，血液がんの治療を優先し，歯科治療は先送りにできるとした[9]．

②**Tsuji らの化学療法施行 52 例を対象とした前向き研究**：ほぼ Yamagata らのプロトコルに従って歯科的介入を実施（**図 4-9-1**）．化学療法 1 クール単位で調査し（全 188 クール），化学療法前の歯科的介

表 4-9-1 慢性歯性病巣の分類[9].

	中等度・低度の慢性歯性病巣	重度の慢性歯性病巣
う蝕	臨床的/エックス線的に露髄のないう窩	臨床的/エックス線的に露髄(仮性を含む)のあるう窩
歯肉炎	臨床的炎症所見(出血を含む)はあるが自覚症状がない	臨床的炎症所見(出血を含む)があり,疼痛や圧痛を伴う
辺縁性歯周炎	出血があり(排膿なし),歯周ポケット6 mm以下で自覚症状がない	出血があり(排膿ありを含む),歯周ポケットが6 mmを超え,疼痛や圧痛がある
歯髄炎や根尖性歯周炎	臨床的/エックス線的に露髄のない大きなう窩	臨床的/エックス線的に無症候性露髄のある大きなう窩

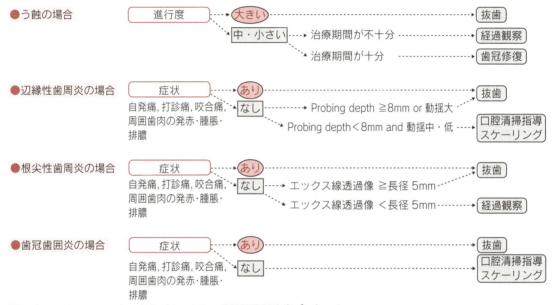

図 4-9-1 Yamagata ら,および Tsuji らの移植前歯科治療プロトコル

入が全て実施できた歯科的介入群(129 クール)と一部またはすべて実施できなかった歯科的未介入群(59 クール)とを比較.歯科的介入群では,①化学療法前から骨髄抑制期の CRP 値の上昇値が 1 mg/dL 以上,②骨髄抑制期に 38℃以上の発熱,③骨髄抑制期に血液培養検査の結果で陽性,のいずれかを認める「全身症状あり」の発生率が有意に少なく($p=0.001$),Ⓐ発赤・熱感,Ⓑ腫脹,Ⓒ自発痛・打診痛・咬合痛・圧痛,Ⓓ排膿,のいずれか 1 つでも認める「局所症状あり」の発生率も有意に少なかった($p<0.0001$)(図 4-9-2)[2]

2 移植患者に対する前向き研究

①Raber–Durlacher らの移植患者 18 例を対象とした前向き研究:歯周ポケット 4 mm 以下で BOP が 10%以下の群とそれ以外の群で比較し

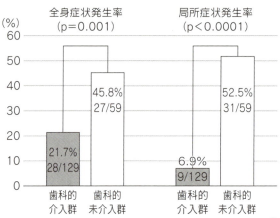

図 4-9-2　Tsuji らの歯科的介入の有無による症状発生率[2]

たところ，血液培養にて骨髄抑制期間中の菌血症を認めた症例は後者に多かった（p＜0.05）[4]．

②Melkos らの移植患者 58 例を対象とした前向き研究：歯性病巣がない，または歯科治療が完了した群と，歯性病巣がある，または歯科的介入を行っていない群で比較すると，移植後の合併症は前者で 75％，後者で 95.4％にみられたが両群間に有意差はなく，移植前の歯科治療は必ずしも根治的でなくても良いとした[10]．

③Yamagata らの移植患者 41 例を対象とした前向き研究：図 4-9-1 のようなプロトコルで移植前に歯科治療を行ったところ，移植前後に軽度歯肉痛を 2 例で認めたが，無処置で軽快し，移植に支障はなかった[6]．

④Yamagata らの移植患者 84 例を対象とした前向き研究：事前に症状のない埋伏智歯が原因と考えられる歯性感染の発症は認めなかった[7]．

2. 後ろ向き研究の紹介

1　移植患者に対する後ろ向き研究

①Kashiwagi らの移植患者 140 例を対象とした後ろ向き研究：根尖性歯周炎や辺縁性歯周炎の治療，う蝕処置，埋伏歯（完全・不完全）抜歯を可及的に行い，歯科衛生士による機械的歯面清掃，歯ブラシ，歯間ブラシ，舌ブラシによる適切な清掃指導，移植期間中の 3 時間おきの生理食塩水による含嗽などの実施群と非実施群を比較したところ，口腔粘膜炎の発症率は実施群で 66.7％，非実施群で 93.5％と実施群のほうが有意に低かった（p＜0.001）．また同様に実施群のほうが発熱性好中球減少症（FN）の発症率が低く（p＜0.01），CRP 最大値も有意に低かった（p＜0.05）[11]．

②**今村らの移植患者107例を対象とした後ろ向き研究**：感染源と判断された歯科疾患に対しては両群ともに治療を行い，その後，ブラッシング，含嗽，保湿などのセルフケア指導とスケーリング，機械的歯面清掃を行った介入群と，スケーリング，機械的歯面清掃，口腔清掃の介助などを行わなかった非介入群で検討したところ，口腔粘膜障害の重症度において介入群のほうが有意に低かった（$p<0.007$）[12]．

参考文献

1) Zimmermann C, et al.：Dental treatment in patients with leukemia. *J Oncol*, 2015：1-14, 2015.
2) Tsuji K, Shibuya Y, et al.：Prospective Study of Dental Intervention for Hematopoietic Malignancy. *J Dent Res*, 94：289-296, 2015.
3) Elad S, et al.：Basic oral care for hematology-oncology patients and hematopoietic stem cell transplantation recipients：a position paper from the joint task force of the Multinational Association of Supportive Care in Cancer/International Society of Oral Oncology (MASCC/ISOO) and the European Society for Blood and Marrow Transplantation (EBMT). *Support Care Cancer*, 23：223-236, 2015.
4) Raber-Durlacher JE, et al.：Periodontal status and bacteremia with oral viridans streptococci and coagulase negative staphylococci in allogeneic hematopoietic stem cell transplantation recipients：a prospective observational study. *Support Care Cancer*, 21：1621-1627, 2013.
5) American Academy of Pediatric Dentistry.：Guideline on dental management of pediatric patients receiving chemotherapy, hematopoietic cell transplantation, and/or radiation. *J Pediatr Dent*, 35：E185-E193, 2013.
6) Yamagata K, et al.：A prospective study to evaluate a new dental management protocol before hematopoietic stem cell transplantation. *Bone Marrow Transplant*, 38：237-242, 2006.
7) Yamagata K, et al.：Prospective study establishing a management plan for impacted third molar in patients undergoing hematopoietic stem cell transplantation. *Oral Pathol Oral Radiol Endod*, 111：146-152, 2011.
8) Choi S-E, et al.：Sodium bicarbonate solution versus chlorhexidine mouthwash in oral care of acute leukemia patients undergoing induction chemotherapy：a randomized controlled trial. *Asian Nurs Res*, 6：60-66, 2012.
9) Toljanic JA, et al.：A prospective pilot study to evaluate a new dental assessment and treatment paradigm for patients scheduled to undergo intensive chemotherapy for cancer. Cancer, 85：1843-1848, 1999.
10) Melkos AB, et al.：Dental treatment prior to stem cell transplantation and its influence on the posttransplantation outcome. *Clin Oral Invest*, 7：113-115, 2003.
11) Kashiwagi H, et al.：Professional oral health care reduces oral mucositis and febrile neutropenia in patients treated with allogeneic bone marrow transplantation. *Support Care Cancer*, 20：367-373, 2012.
12) 今村貴子，ほか：造血細胞移植前の専門的口腔ケア介入と口腔粘膜障害の重症度との関連について．日本造血細胞移植学会雑誌，4：23-30，2015．

（渋谷恭之）

CHAPTER-4 周術期口腔機能管理に関する Clinical Question

Q10 分子標的薬による口腔有害事象にはどのような対策をとればよいでしょうか？

Answer
- 口内炎と味覚障害に対する迅速な対応を心がけるとよいでしょう

口腔有害事象への対策の例

分子標的薬の口腔有害事象に対する対応策はいまだ確立していませんが，現在試みられている対策法を示します．

1 ─ セツキシマブ＋放射線治療の重症口内炎への対策

頭頸部がんで口腔が照射野に入る放射線治療を行うと，口内炎はほぼ必発します．経口摂食が不可能なグレード3の口内炎も20～30％程度に生じます．セツキシマブ併用放射線治療ではグレード3の口内炎はしばしばみられ，発生頻度は約50％となります（図4-10-1）．口内炎に適応のあるデキサメタゾン軟膏（デキサルチン®口腔用軟膏）を塗布しても効果は低いですが，徹底した口腔ケアに加え，グレード1の口内炎が出現した時点から適応外使用ですがオリブ油®で溶いたベタメタゾン吉草酸エステル・ゲンタマイシン硫酸塩（リンデロンVG軟膏®）を塗布すると，グレード3の重症口内炎をある程度予防することができます（未発表データ）．

2 ─ エベロリムスの口内炎への対策

再発乳がんや腎細胞がんで用いられるエベロリムスは，口内炎の発生頻度が高く，日本人では約80％に生じます．投与2週～1か月に発生します．グレード2の口内炎がほとんどですが，グレード2の口内炎が発生すると薬剤は休薬されるので，口内炎の予防は原疾患の予後のためにも重要です[1]．欧米では，エベロリムス投与時の口内炎予防の目的でステロイド含嗽が行われていますが，本邦では含嗽剤としてのステロイドはなく，デキサルチン®口腔用軟膏などのステロイド軟膏が使用されています．現在歯科介入によりエベロリムスによる口内炎が予防できるかどうか，大規模な第Ⅲ相試験（Oral Care-BC）が進行中です[2]．

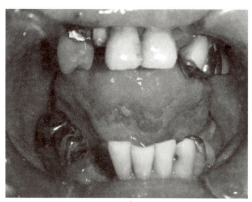

図 4-10-1　セツキシマブ併用放射線治療による口内炎

3―スニチニブの味覚障害への対策

　分子標的薬では高頻度で味覚障害が出現しますが，その機序は必ずしも明らかにはなっていません．味覚障害は味物質の味蕾細胞への運搬，味蕾の機能低下，味蕾から中枢への神経伝達異常のいずれかが障害されることによって生じます．味覚障害の治療は，原因として疑われる薬剤を中止することが困難な場合は，①常食を経口摂食することにより唾液分泌を促進すること，②口腔ケア，特に舌苔を除去すること（これにはオキシドールを歯ブラシにつけて舌をブラッシングまたはオキシドールをつけた綿球で清拭することが有効です），③亜鉛製剤を投与すること，の3点が有効な場合があります．

　基礎知識・エビデンスとなる研究

1. 分子標的薬とは

　分子標的薬とは，ある特定の分子を標的としてその機能を制御することにより疾患を治療することを目的とした薬剤である．分子標的薬の多くはがんに対する治療薬である．正常な細胞とがん細胞の違いを分子レベル，遺伝子レベルで解明し，がんの増殖や転移に必要な分子を特異的に抑制し，がんを制御しようとするものであり，細胞障害を目的としていた従来の殺細胞性の抗がん剤とは機序も有害事象も大きく異なる．本邦でがんに用いられている代表的な分子標的薬を表 4-10-1 に示す．

　当初，分子標的薬は細胞増殖を抑えるのみであると考えられていたが，実際には腫瘍を縮小させる効果もあることがわかり，その反面有害事象は少ないと考えられていたが，間質性肺炎など致死的な有害事象もまれではないことがわかってきた．

表 4-10-1 がん治療に用いられる分子標的薬の主な口腔有害事象

分類	薬剤		対象疾患	頻度の高い口腔有害事象（発現率≧10%）
低分子医薬品	チロシンキナーゼ阻害剤			
		ゲフィチニブ（イレッサ）	非小細胞肺癌	
		エルロチニブ（タルセバ）	非小細胞肺癌	
		オシメルチニブ（タグリッソ）	非小細胞肺癌	口内炎（10%以上）
		アファチニブ（ジオトリフ）	非小細胞肺癌	口内炎（71.1%），口唇炎（26.6%），味覚異常（16.4%）
		イマチニブ（グリベック）	慢性骨髄性白血病，消化管間質腫瘍（GIST）	
		ダサチニブ（スプリセル）	慢性骨髄性白血病，急性リンパ性白血病	
		ボスチニブ（ボシュリフ）	慢性骨髄性白血病	口内炎（10%以上）
		バンデタニブ（カプレルサ）	甲状腺髄様癌	
		スニチニブ（スーテント）	腎細胞癌，消化管間質腫瘍（GIST）	味覚異常（49.5%），口内炎（52.7%），歯肉炎（28.0%），口唇炎（22.6%）
		アキシチニブ（インライタ）	腎細胞癌	味覚異常（10.1%），口内炎（14.3%）
		パゾパニブ（ヴォトリエント）	腎細胞癌，悪性軟部腫瘍	味覚異常（5～30%），口内炎（5～30%）
		レンバチニブ（レンビマ）	甲状腺癌	口内炎（30%以上），味覚異常（10～30%），口内乾燥（10～30%）
		ラパチニブ（タイケルブ）	乳癌	
		ニロチニブ（タシグナ）	慢性骨髄性白血病	
		イブルチニブ（イムブルビカ）	慢性リンパ性白血病，マントル細胞リンパ腫	口内炎（5～10%）
	ALK 阻害薬			
		クリゾチニブ（ザーコリ）	非小細胞肺癌	味覚異常（20.4%）
		セリチニブ（ジカディア）	非小細胞肺癌	味覚異常（20.4%）
		アレクチニブ（アレセンサ）	非小細胞肺癌	味覚異常（24.2%），口内炎（5～15%）
	PARP 阻害剤			
		オラパリブ（リムパーザ）	卵巣癌，乳癌	
	Raf キナーゼ阻害薬			
		ソラフェニブ（ネクサバール）	腎細胞癌，肝細胞癌，甲状腺癌	口内炎（10%以上），口内疼痛（10%以上）
		ベムラフェニブ（ゼルボラフ）	悪性黒色腫	
		ダブラフェニブ（タフィンラー）	悪性黒色腫	
	MEK 阻害薬			
		トラメチニブ（メキニスト）	悪性黒色腫	
		レゴラフェニブ（スチバーガ）	大腸癌，肝細胞癌	口内炎（10%以上）
		ポナチニブ（アイクルシグ）	慢性骨髄性白血病	
	ヒストン脱アセチル化酵素阻害剤			
		ボリノスタット（ゾリンザ）	皮膚 T 細胞性リンパ腫	
	CDK 阻害薬			
		パルボシクリブ（イブランス）	乳癌	口内炎（20%以上）
	プロテアソーム阻害剤			
		ボルテゾミブ（ベルケイド）	多発性骨髄腫，マントル細胞リンパ腫	
		カルフィルゾミブ（カイプロリス）	多発性骨髄腫	
		イキサゾミブ（ニンラーロ）	多発性骨髄腫	
抗体医薬品	マウス抗体			
		イブリツモマブチウキセタン（ゼヴァリン）	非ホジキンリンパ腫，マントル細胞リンパ腫	
	キメラ抗体			
		リツキシマブ（リツキサン）	非ホジキンリンパ腫	口腔咽頭不快感（15.7%），口内炎（11.6%）
		セツキシマブ（アービタックス）	大腸癌，頭頸部癌	
		ブレンツキシマブベドチン（アドセトリス）	ホジキンリンパ腫，，未分化大細胞リンパ腫	
	ヒト化抗体			
		トラスツズマブ（ハーセプチン）	乳癌，胃癌	口内炎（10%以上）
		ベバシズマブ（アバスチン）	大腸癌，非小細胞肺癌，乳癌，卵巣癌	口内炎（11.8%）
		ゲムツズマブオゾガマイシン（マイロターグ）	急性骨髄性白血病	
		モガムリズマブ（ポテリジオ）	成人 T 細胞白血病リンパ腫，T 細胞リンパ腫	味覚異常（20～40%），口腔咽頭痛（20～40%），口内炎（20～40%）
		ペルツズマブ（パージェタ）	乳癌	口内炎（10%以上）
		アレムツズマブ（マブキャンパス）	慢性リンパ性白血病	
		B56：B57 エロツズマブ（エムプリシティ）	多発性骨髄腫	
	ヒト型抗体			
		パニツムマブ（ベクティビックス）	大腸癌	口内炎（11%）
		オファツムマブ（アーゼラ）	慢性リンパ性白血病	
		イピリムマブ（ヤーボイ）	悪性黒色腫	
		ラムシルマブ（サイラムザ）	胃癌，大腸癌，非小細胞肺癌	口内炎（20%以上）
		ペンブロリズマブ（キイトルーダ）	悪性黒色腫，非小細胞肺癌，腎細胞癌，頭頸部癌	
		ニボルマブ（オプジーボ）	悪性黒色腫，非小細胞肺癌，腎細胞癌，頭頸部癌	
		アベルマブ（バベンチオ）	メルケル細胞癌	
その他	mTOR 阻害剤			
		エベロリムス（アフィニトール）	腎細胞癌，膵・消化管神経内分泌腫瘍，乳癌	口内炎（61.0%），味覚異常（10%以上）
	ラパマイシン誘導体			
		テムシロリムス（トーリセル）	腎細胞癌	口内炎（67.1%）
	VEGF 阻害剤			
		アフリベルセプト（ザルトラップ）	大腸癌	

2. 分子標的薬の有害事象

 従来の殺細胞性の抗がん剤は白血球減少，悪心嘔吐，脱毛などの有害事象を引き起こすものが多かったが，分子標的薬ではこれらの有害事象はほとんど出現しない．しかし一方で，間質性肺炎やアレルギー反応（インフュージョンリアクション）など，生命にかかわる重大な有害事象の頻度も少なくないことがわかってきた．さらに薬剤によっては皮膚症状，味覚障害，口内炎などが高頻度に出現し，薬剤の投与継続に影響を及ぼすこともある．有害事象のマネジメントに精通した腫瘍内科医などとの連携のもと，適正に使用することが求められている．

 分子標的薬による有害事象のうち，口腔に関するものも**表4-10-1**にまとめた．多くの薬剤で口内炎等の有害事象の記載があるが，これらのほとんどは頻度が低い．しかしエベロリムスやアファチニブでは口内炎の頻度が非常に高く，スニチニブでは味覚障害の頻度も高い．また，分子標的薬の多くは放射線治療や他の抗がん剤との併用が行われるが，それらの有害事象を増悪させることもある．頭頸部がんでは放射線治療とセツキシマブの併用療法が標準治療として行われるようになったが，従来の標準治療であるシスプラチンと放射線治療との併用療法と比較して放射線性口内炎の頻度や重症度は高くなることが知られている．

参考文献

1) 太田嘉英，ほか．エベロリムス治療に伴う口内炎のマネジメント．癌と化学療法．43：203-209，2016．
2) Niikural et al. Evaluation of oral care to prevent oral mucositis in estrogen receptor-positive metastatic breast cancer patients treated with everolimus (Oral Care-BC): randomized controlled phase Ⅲ trial. Jpn J Clin Oncol. 46：879-882, 2016.

（五月女さき子）

CHAPTER-4 周術期口腔機能管理に関する Clinical Question

感染性心内膜炎（IE）を予防するためには
どのような対応が必要でしょうか？

- IE のリスクのある患者に対して歯科治療を行う場合は，ガイドラインに準じて抗菌薬の前投与などの予防策を取ることが推奨されています．

感染性心内膜炎予防に必要な患者対応と口腔管理

感染性心内膜炎（IE：Infective Endocarditis）は何らかの原因で菌血症を起こした際にその菌が心内膜に感染し発症します．その原因の 1 つとして歯科処置があげられています[1]．また，口腔内のう蝕，根尖性歯周炎，歯周病，不良な口腔衛生状態も感染源となりうるため，IE リスク患者は口腔内を良好に保つ必要があります．

1 患者の IE リスク度と予防的抗菌薬投与

IE リスク患者の歯科処置を行う際には，予防的抗菌薬投与を考慮しなければなりません．患者の IE リスク度を表 4-11-1 に示します．A，B はリスク

表 4-11-1　IE リスク度

A. 高度リスク	B. 中等度リスク	C. 低リスク
生体弁，機械弁による人工弁置換術後	ほとんどの先天性心疾患	心房中隔欠損症（二次孔型）
弁形成術後	後天性弁膜症（大動脈弁・僧房弁の狭窄症や閉鎖不全症など）	心室中隔欠損症・動脈管開存症の根治術後 6 か月以上が経過し残存短絡のないもの
IE の既往	閉塞性肥大型心筋症	冠動脈バイパス術後
複雑性チアノーゼ性先天性心疾患（単心室，完全大血管転位，ファロー四徴症など）	弁逆流を伴う僧房弁逸脱	弁逆流を合併しない僧房弁逸脱
体循環系と肺循環系の短絡造設術実施後	人工ペースメーカーや植込み型除細動器などのデバイス植込み後 長期にわたる中心静脈カテーテル留置	生理的，機能性あるいは無害性心雑音 弁機能不全を伴わない川崎病の既往

表 4-11-2 歯科処置と予防的抗菌薬投与

局所麻酔		歯周治療	
浸潤麻酔	×	抜髄・感染根管治療（根尖穿通の可能性なし）	×
歯根膜麻酔	○	感染根管治療（根尖穿通の可能性あり）	○
外科治療		保存修復・補綴治療	
抜歯・インプラント治療・嚢胞摘出・膿瘍切開など	○	窩洞・歯冠形成（歯肉出血なし）	×
抜糸・術後洗浄	×	（歯肉出血あり）	○
歯内治療		印象採得・咬合採得・補綴装置の着脱	×
縁下歯石の除去	○	○：予防的抗菌薬投与が必要　×：不要	
歯周外科治療	○		

のある患者であり，特に A は IE になると重篤化する可能性が高く予防的抗菌薬投与をすべき患者です．B は投与を考慮すべき患者，C は投与する必要のない患者です．米国では近年，抗菌薬投与は A に限って行う必要があるとしていますが[2-4]，日本では現在のところリスクのある A，B に予防投与を推奨しています[1]．また，実際は個々の患者でリスクを判断する必要があるため，主治医とコンタクトを取ることが必須となります．

2 予防的抗菌薬投与を考慮すべき歯科処置

出血を伴う歯科処置は菌血症を引き起こす可能性があり[5]，抜歯，縁下歯石の除去などの場合，予防的抗菌薬投与を考慮しなければなりません．主な歯科処置と予防的抗菌薬投与の必要性について**表 4-11-2** に示します．

3 予防的抗菌薬投与方法

標準的な予防的抗菌薬投与方法は，成人でアモキシシリン 2 g または 30 mg/kg を治療 1 時間前単回経口投与としています[1]．例えば，体重 60 kg の場合，サワシリンカプセル 250 を 8 カプセル服用します．予防的抗菌薬投与方法について**表 4-11-3** に示します．

4 患者教育，歯科開業医との連携

IE 予防は終生必要なことも比較的多く，そのため患者教育が重要となります．また，実際に歯科治療を行う歯科医師との連携も必要であり，「IE 予防手帳」（CHAPTER-3　2）参照）など歯科治療と IE について記された資料を活用することも有効です．

5 その他の注意

IE 予防が必要な疾患のある患者では，抗凝固療法を受けている者や，心不

表 4-11-3 予防的抗菌薬投与方法

対象		抗菌薬	投与量
経口投与	ペニシリンアレルギー		
可能	なし	アモキシシリン（例：サワシリンカプセル 250）	成人：2 g または 30 mg/kg 小児：50 mg/kg
可能	あり	クリンダマイシン（例：ダラシンカプセル 150 mg）	成人：600 mg 小児：20 mg/kg
可能	あり	アジスロマイシン（例：ジスロマック錠 250 mg）	成人：500 mg 小児：15 mg/kg
可能	あり	クラリスロマイシン（例：クラリス錠 200）	成人：400 mg 小児：15 mg/kg
不能	なし	アンピシリン（例：ビクシリン注射用 0.5 g, 2g）	成人：1〜2 g 小児：50 mg/kg を処置開始 30 分以内に静注, 筋注※, あるいは処置開始時から 30 分以上かけて点滴静注
不能	あり	クリンダマイシン（例：ダラシン S 注射液 600 mg）	成人：600 mg 小児：20 mg/kg を処置開始 30 分以内に静注, あるいは処置開始時から 30 分以上かけて点滴静注

※抗凝固薬使用中の場合，筋注は行わないようにする

全を伴う者もいるので，それぞれに対する注意が必要です．

参考文献

1) 中谷　敏, ほか；合同研究班参加学会：日本循環器学会, 日本心臓病学会, 日本心エコー図学会, 日本胸部外科学会, 日本心臓血管外科学会, 日本小児循環器学会, 日本成人先天性心疾患学会, 日本脳卒中学会, 日本感染症学会, 日本化学療法学会：感染性心内膜炎の予防と治療に関するガイドライン（2017 年改訂版）．1-86, 2018.
2) Hunt SA et al.：American college of cardiology；American heart association task force on practice guidelines（Writing committee to update the 2001 guidelines for the evaluation and management of heart failure）：ACC/AHA 2005 guideline update for the diagnosis and management of chronic heart failure in the adult. *J Am Coll Cardiol*, 46：e1-82, 2005.
3) Pant S, et al.：Trends in infective endocarditisincidence, microbiology, and valve replacement in the United Statesfrom 2000 to 2011. *J Am Coll Cardiol*, 65：2070-2076, 2015.
4) DeSimone DC, et al.：Mayo Cardiovascular Infections Study Group：Incidence of infective endocarditis caused by viridans group streptococci before and after publication of the 2007 American heart association's endocarditis prevention guidelines. *Circulation*, 126：60-64, 2012.
5) Heimdahl A, et al.：Detection and quantitation by lysis-filtration of bacteremia after different oral surgical procedures. *J Clin Microbiol*, 28：2205-2209, 1990.

（吉松昌子）

CHAPTER-4　周術期口腔機能管理に関する Clinical Question

Q12 抗血栓療法患者の抜歯時に注意すべきことは？

ANSWER

- 抗血栓薬服用患者で抜歯を行う場合，基本的に薬剤投与継続下で行います．
- ワルファリン® 服用患者では PT-INR が 3.0 以下であれば抜歯可能とされていますが，PT-INR が高いほど抜歯後出血のリスクは増大します．また，抗菌薬や鎮痛薬により PT-INR は増大するので注意が必要です．
- DOAC および抗血小板薬服用患者では PT-INR のような効果の指標はありません．腎機能障害により効果が増強する場合があります．
- 抗血栓薬服用患者の抜歯の際には，十分な局所止血処置を行うとともに，夜間も含めた救急体制を取るか，病院歯科を紹介します．

Evidence 基礎知識・エビデンスとなる研究

1. 抗血栓薬の種類

　超高齢社会のわが国において，基礎疾患のために抗血栓療法を受けている患者に遭遇することは少なくない．抗血栓療法は，心血管疾患および脳血管疾患などの動脈硬化に関連する疾患に対して行われ，心原性脳梗塞や肺塞栓症を引き起こす静脈血栓症の予防のために行われる抗凝固療法と心筋梗塞やアテローム血栓性脳梗塞を引き起こす動脈血栓症を予防する抗血小板療法に大別される．抗凝固療法に用いられる薬剤は，ワルファリンあるいはダビガトランなどの直接作用型経口抗凝固剤（Direct Oral Anti Coagulant：DOAC）で，抗血小板療法に用いられる薬剤としては，アスピリン，硫酸クロピドグレルおよびシロスタゾールなどの抗血小板薬である（**表 4-12-1**）．また，疾患によっては抗凝固薬と抗血小板薬の併用あるいは複数の抗血小板薬の併用がなされていることがある．具体的には，冠動脈疾患を合併する非弁膜症性心房細動に対する抗凝固剤と抗血小板薬の併用療法や経皮的冠動脈形成術（Percutaneous coronary intervention：PCI）でのステント留

表 4-12-1 抗血栓療法の概要

	抗血栓療法	
	抗凝固療法	抗血小板療法
適応	心原性脳梗塞や肺塞栓症を引き起こす静脈血栓症予防	心筋梗塞やアテローム血栓性脳梗塞を引き起こす動脈血栓症予防
対象疾患	非弁膜症性心房細動，深部静脈血栓症	経皮的冠動脈形成術（PCI）術後など
薬品名	ワルファリン，ダビガトラン，リバーロキサバン，アピキサバン，エドキサバン	アスピリン，塩酸チクロピジン，塩酸クロピドグレル，シロスタゾール，ジピリダモールなど
商品名	ワーファリン®，プラザキサ®，イグザレルト®，エリキュース®，リクシアナ®	バイアスピリン®，パナルジン®，プラビックス®，プレタール®，ペルサンチン® など

置後のアスピリンとシロスタゾールの併用療法などがそれにあたる．

2. 抗血栓薬の継続下で行うか否か

日本循環器学会の「循環器疾患における抗凝固・抗血小板療法に関するガイドライン（2009年改訂版）」[1]では，抗血栓療法の一時中断により，リバウンド現象として一過性に凝固系が亢進し，重篤な血栓塞栓症を発症するリスクが高まることから，抜歯の際には抗血栓薬は継続下で行うことが推奨されている．有病者歯科医療学会等の「科学的根拠に基づく抗血栓療法患者の抜歯に関するガイドライン（2015年改訂版）」[2]では，ワルファリン服用患者ではPT-INRが3.0以下であれば継続下で抜歯可能で，抗血小板薬はモニタリングの適切な検査法はないが，継続下での抜歯が推奨されている．ただし，PT-INRが3.0以下で抜歯は可能とされているが，PT-INRが高いほど抜歯後出血のリスクが増加し，注意を要するとされている．またDOACおよび抗血小板薬では，ワルファリン使用時のPT-INRのような評価方法はない．

3. 抗血栓療法継続下での抜歯後出血の頻度

抗血栓療法継続下での抜歯後出血の頻度については，さまざまな報告がされている．日本人を対象とした最新の大規模な多施設共同観察研究[3,4]では，局所止血処置を要する程度の抜歯後出血の頻度は，ワルファリン内服患者では6.5%，抗血小板薬内服患者では3.0%とされている．抗血栓療法を受けている患者の頭蓋内出血や消化管出血などの出血性合併症については，HAS-BLEDスコア[5]などのリスク評価法が存在するが，抜歯後出血のリスク評価法は存在しない．抗血栓療法継続下での抜歯後出血のリスク因子についてこれまで明らかとなっていることは，次の通りである．

①局所急性炎症を伴った抜歯では抜歯後出血のリスクが高まる[6,7]
②ワルファリン服用患者では，PT-INRが2.1を超えると抜歯後出血のリスクが高まる[3,8]

③ワルファリン服用患者では，複数歯の抜歯で抜歯後出血のリスクが高まる[3]
④抗血栓療法として DOAC を服用している患者では，腎機能障害を有する場合，抜歯後出血のリスクが高まる[9]
⑤抗血小板薬服用患者では，複数の抗血小板薬の内服で抜歯後出血のリスクが高まる[4]
⑥抗血小板薬服用患者では，腎機能障害を有する場合，抜歯後出血のリスクが高まる[4,10]

したがって，上記に当てはまる状況での抗血栓療法継続下での抜歯については，後出血の可能性を念頭に置き，十分な止血方法（局所止血剤の填入と縫合）を施行したうえで，夜間も含めた救急体制を用意するか，病院歯科での入院の上での抜歯を検討すべきである．

4. その他の注意点

その他，抗血栓療法患者の抜歯時の注意点は以下の通りである．

- 抗菌薬や鎮痛薬は，ワルファリンの効果を増強する可能性がある．抜歯後 3 日間程度の抗菌薬や NSAIDs の使用では，PT-INR の延長は明らかでなかったとの報告もある[8]．
- ワルファリン服用患者では，PT-INR 値は変動するので抜歯前 24 時間（あるいは少なくとも 72 時間以内）の値を測定する必要がある．

参考文献

1) 堀　正二：循環器病の診断と治療に関するガイドライン（2008 年度合同研究班報告），循環器疾患における抗凝固・抗血小板療法に関するガイドライン（2009 年改訂版）．http://www.j-circ.or.jp/guideline/pdf/JCS2009_hori_h.pdf
2) 日本有病者歯科医療学会・日本口腔外科学会・日本老年歯科医学会編：科学的根拠に基づく抗血栓療法患者の抜歯に関するガイドライン（2015 年改訂版）．学術社，東京，2015．
3) Hasegawa T, et al. Japanese Study Group of Cooperative Dentistry with Medicine：The risk factors associated with postoperative hemorrhage after tooth extraction：a multicenter retrospective study of patients receiving oral antithrombotic therapy. Oral Maxillofacial Surgery, 21：397-404, 2017.
4) Yanamoto S, et al.：Japanese Study Group of Cooperative Dentistry with Medicine：Multicenter retrospective study of the risk factors of hemorrhage after tooth extraction in patients receiving antiplatelet therapy. Journal of Oral and Maxillofacial Surgery, 75：1338-1343, 2017.
5) Pisters R, et al.：A novel user-friendly score (HAS-BLED) to assess 1-year risk of major bleeding in patients with atrial fibrillation：the Euro Heart Survey. Chest, 138：1093-1100, 2010.
6) Iwabuchi H, et al.：Evaluation of postextraction bleeding incidence to compare patients receiving and not receiving warfarin therapy：a cross-sectional, multicentre, observational study. BMJ Open, 4：e005777, 2014.
7) 藤盛真樹，ほか：抗血栓療法施行患者における普通抜歯に関する前向き多施設共同研究—圧迫止血尾基本とした一次止血法と抜歯後出血に関する因子についての検討—．日口腔科

会誌, 63：1-10, 2017.
8) 重田崇至, ほか：10. 抗血栓療法継続下で抜歯を施行した患者の出血性合併症に関する臨床的検討　ワルファリン投与患者282例について. 日口腔科会誌, 61：1-7, 2012.
9) 小橋寛薫, ほか：非ビタミンK阻害経口抗凝固薬（NOAC）服用患者31例の抜歯経験. 日口腔外会誌, 63：490-496, 2017.
10) 六反田　賢, ほか：抗血栓用法施行中患者の抜歯後出血の全身的危険因子に関する後ろ向き研究. 日本有病者歯科医療学会雑誌, 25：346-353, 2016.

（柳本惣市）

CHAPTER-4　周術期口腔機能管理に関する Clinical Question

 肝移植前患者の抜歯時に注意すべきことは？

- 血小板機能と凝固機能の両者が同時に障害される肝不全状態であり，抜歯後出血に留意することが必要です．

肝移植待機期間中の歯科治療時の対応

　肝移植手術後には免疫療法剤を使用するため，敗血症などの感染症が問題となります．そのため手術までに感染源になる歯を治療，あるいは抜歯をしておく必要が生じます．しかし肝移植手術待機患者は重度の肝不全状態にあり，全身状態の悪化，易出血性などの問題があるため，侵襲的歯科治療を行う場合は病院歯科を紹介しましょう．

　肝不全患者の多くは血小板数低下や凝固能の低下の両者があり，抜歯後出血のリスクは著しく高いですが，抜歯時の対応についてはいまだ確立した見解はありません．

 基礎知識・エビデンスとなる研究

1. 肝移植時の抜歯に関する過去の報告

　本邦では，脳死臓器移植に対する考え方が欧米と比較して慎重であり，生体肝移植が選択される頻度が高い．移植の成否は手術そのものだけではなく，感染予防などの術後管理に左右されるとされ，特に術直後には免疫抑制剤の種類や量も多く，口腔内の感染源はできるだけ手術前に除去しておく必要がある．しかし一方で，移植前は重度の肝不全状態であるため，血小板数の低下や凝固能の低下をきたしていることが多く，抜歯後出血のリスクを考慮する必要がある．欧米では肝移植手術の件数が多いこともあり，移植患者に対する口腔管理や抜歯後出血に関する報告も散見される．Perdigão らは 23 例の肝移植待機患者に抜歯を行い，後出血は 1 例のみ（4.4%）であり，PT-INR が 2.5 以下，血小板が 3 万以上であれば抜歯後出血のリスクは低く，輸血は必要なく局所止血処置を行えばよいと報告している[1]．また Helenius-Hietala らは肝移植待機患者 134 例に抜歯をしたところ，後出血は 20

例（14.9%）に生じたが，血小板あるいは新鮮乾燥凍結血漿（FFP）の予防的輸血は必要なく，局所止血処置が重要であると述べている[2]．一方 Wardらは，30例の肝移植待機患者に抜歯を行い，抜歯前に血小板を14例に，新鮮凍結血漿（FFP）を1例に予防的に輸血したにもかかわらず，後出血を7例（35%）に認め，うち5例は血小板やFFPの輸血を必要とするgrade 3の後出血を認めたと述べている[3]．また，彼らは10本以上の抜歯は後出血について独立したリスク因子となるとも報告している．

本邦においては少数の症例報告を除くと，肝移植前患者の抜歯後出血に着目した報告はみられない．

2. 当科における経験から

当科で抜歯を行った肝移植待機患者20例に対する経験から，その対応について示す[4]．基本的に抜歯後は局所止血薬の填入や縫合処置などの局所止血処置が行われたが，20例中7例（35%）に後出血がみられた．後出血の程度はgrade 1（ガーゼ圧迫により止血）が4例，grade 2（局所止血剤の填入や縫合により止血）が1例，grade 3（血小板あるいはFFPの輸血を要する）が2例であった．後出血に関連する因子を検討したところ，後出血例は男性に多く，血小板数は少なく，PT-INRやAPTTは延長している傾向がみられたが，症例数が少なく有意差は認められなかった．また，年齢や抜歯本数との間にも明らかな差はなかった．後出血がみられた7例のうち2例は血小板やFFPの輸血にもかかわらず完全止血まで11日，23日を要していた（図 4-13-1）．

肝不全患者では後出血率は高く，いったん止血してもその後再出血を繰り返すこともあるが，肝移植手術後の免疫抑制状態を考えると，感染源になり

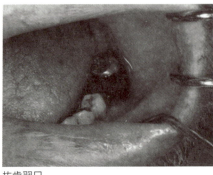

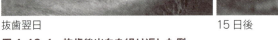

図 4-13-1　抜歯後出血を繰り返した例
血小板9万，PT-INR 1.81，APTT 87.6，Child-Pugh スコア12点．
FFP を投与したが完全止血まで23日を要した．

うる歯は術前に抜歯をしておく必要がある．肝臓を含む固形臓器移植患者に対して，術前にどのような歯を抜歯すべきかという基準についてはこれまで報告されていないが，血液がんにおけるYamagataらの基準[5]などを参考にしつつ，個々の症例においてエックス線所見や口腔衛生状態，全身状態や患者の希望などを総合的に検討したうえで，抜歯の適否の判断をすることが可能である．しかし，実際には抜歯すべきかどうか迷うことが多いのが現状であり，今後客観的な抜歯基準の策定が待たれる．

参考文献

1) Perdigão JPV, et al.：Postoperative bleeding after dental extraction in liver pretransplant patients. J Oral Maxioolofac Surg 70：e177-184, 2012.
2) Helenius-Hietala J, et al.：Oral surgery in liver transplant candidates：a retrospective study on delayed bleeding and other complications. Oral Surg Oral Med Oral Pathol Oral Radiol 121：490-495, 2016.
3) Ward BB, et al.：Long-term postoperative bleeding after dentoalveolar surgery in the pretransplant liver failure patients. J Oral Maxillofac Surg 64：1469-1474, 2006.
4) 五月女さき子，ほか：肝移植待機患者の抜歯後出血に関する臨床的検討：単施設20例の後ろ向き調査，有病者歯科，26：79-84，2017.
5) Yamagata K, et al.：A prospective study to evaluate a new dental management protocol before hematopoietic stem cell transplantation. Bone Marrow Transplantation 38：237-242, 2006.

（五月女さき子）

CHAPTER-4 周術期口腔機能管理に関する Clinical Question

Q14 挿管患者の口腔ケア時に咽頭洗浄は必要？禁忌？

Answer
- 可能な限り咽頭洗浄を行うことが望ましいといえます．

咽頭洗浄と方法

　咽頭洗浄では，ブラッシングやスポンジブラシにより口腔内および咽頭部に飛散した汚染物を洗い流して除去します．これは，通常ブラッシングの際に行う「うがい」の役目を果たします．挿管中の患者は，基本的に嚥下機能がほとんどみられないため（鎮静が浅く覚醒している場合は少し異なる），唾液による口腔内の自浄作用はほぼ期待できず，VAP（人工呼吸器関連肺炎）の原因菌にもなる咽頭部の総菌数は挿管前の 100〜1,000 倍に増加します[1]．そのため，口腔ケアによる人工的な「うがい＝洗浄」が重要になると考えられています．

　現在挿管患者に対して行われている口腔ケア方法の例を**図 4-14-1** に示します．ブラッシングはプラークを口腔内に撒き散らす危険性があるため基本的には行いません．口腔ケアは最低 2 名で行い，1 人が挿管チューブを手で固定します．もう 1 人が吸引をしながら，オキシドールをつけたスポンジブラシで舌背部その他の口腔粘膜や歯の表面を清拭します．その後吸引をしながら水道水 200 mL で口腔内全体と咽頭部を洗浄します．最後に 5 mL のポ

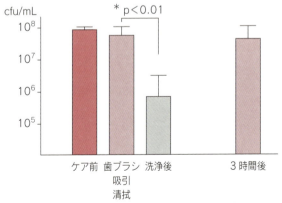

図 4-14-1　挿管患者の口腔咽頭貯留液中の細菌数

ビドンヨードを口腔内全体に塗るように局所投与します．欧米では，0.12%クロルヘキシジンの口腔内投与がVAP予防法として一般的に行われていますが，本邦では同薬剤は口腔粘膜への使用は禁忌とされているため，代替としてポビドンヨードが使用されています．

基礎知識・エビデンスとなる研究

挿管中患者の有効な口腔ケア方法（口腔ケア内容・介入頻度など）は確立されていないが，その中でも口腔ケア時の咽頭洗浄を行うか否かについては意見が分かれる．岸本ら[1]は洗浄すると汚水を誤嚥させるリスクがあるため，ブラッシングと咽頭部の吸引による汚染物の回収を推奨している．しかしこれを裏付ける研究データは示されていない．これに対しMoriら[2]は，口腔ケア後に300 mLの酸性水で洗浄した1,252例では対照群の414例よりもVAPが減少したと報告した．しかし，historical controlによる後ろ向き観察研究であり，エビデンスレベルは高くない．

VAPについては，現在ではVAPの発症率は低く，VAPの発症をエンドポイントとした臨床研究はかなりの数の症例数が必要となることや，挿管患者の背景もさまざまであるため，実施することは困難である．咽頭の細菌数をエンドポイントとし，洗浄の有無により細菌数はどのように変化するのかを調べた研究では，ブラッシング，吸引，清拭では咽頭貯留液中の細菌数はほとんど減少しなかったが，200 mLの水道水で洗浄することにより，著明に減少することが証明されている（図4-14-2）[3]．これらのことから誤嚥の危険性が少ない場合は，咽頭の洗浄は推奨される方法であるといってよい．しかし洗浄を行っても3時間後には咽頭貯留液中の細菌数は再び増加することも確認されている．

洗浄を行う派，行わない派のいずれにおいても現在までにエビデンスの高い研究結果はない．咽頭洗浄を行うことで誤嚥を起こし肺炎の発症が増加し

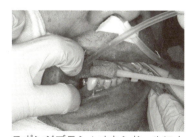
スポンジブラシ＋オキシドールによる清拭

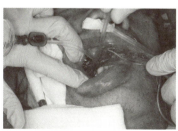
水道水による洗浄

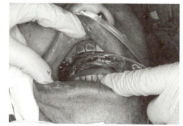
ポビドンヨードの口腔塗布

図 4-14-2　挿管患者に対する口腔ケアの実際

たという報告はみられないため，口腔ケアを行う体制（最低2人）と十分な吸引が可能な環境であれば洗浄を行うべきである．また洗浄をしない意見の中にも，前述の体制などを考慮したうえでの洗浄は有効であるとする意見もある[4]．ただし，洗浄の内容について，その用量や洗浄液の種類，例えば水道水/滅菌精製水/生理食塩水/消毒薬（クロルヘキシジンやポビドンヨードなど）はいずれが最適なのかはまだ標準的な指標は定まっていない．挿管患者といっても状況は多岐にわたるため，咽頭洗浄を行う際には鎮静の状態や体位，カフ圧の確認，咽頭部の状態（咽頭か大きく開いている場合は要注意）など口腔ケアを行う前に十分に観察することが重要である．

参考文献

1) 岸本裕充：ICU で経口気管挿管中の患者に対する口腔ケア．人工呼吸，32：37-43, 2015.
2) Mori H, et al.：Oral Care reduces incidence of ventilator-associated pneumonia in ICU populations. Intensive Care Med, 32：230-236, 2006.
3) Hayashida S, et al.：The effect of tooth brushing, irrigation, and topical tetracycline administration on the reduction of oral bacteria in mechanically ventilated patients：a preliminary study. BMC Oral Health 16：67, 2016.
4) 岸本裕充：ICU ルーチン（第1章）口腔のケア　ケアの要は「歯垢の除去」だけでなく「汚染物の回収」．Intensivist 6（2）：171-179，2014.

（林田　咲）

CHAPTER-4　周術期口腔機能管理に関する Clinical Question

Q15 骨吸収抑制薬投与患者の顎骨壊死（MRONJ）予防のためにはどのような口腔管理をすればよいでしょうか？

Answer
- 良好な口腔衛生状態の確立と口腔感染巣の早期治療に努めます．長期予後が期待できる患者では，感染症状を伴う歯は骨吸収抑制薬投与継続下で早期に抜歯を行うことが必要です．

MRONJと口腔衛生管理

　薬剤関連顎骨壊死（MRONJ）は，ビスホスホネートやデノスマブなどの骨吸収抑制薬投与により破骨細胞活性が抑制され，骨代謝が低下した状態の顎骨に主に歯性感染症に起因する感染が波及し生じると考えられます．したがって，MRONJの予防は歯性感染症の予防，あるいは早期治療です．そのため，MRONJ発症予防のためには，まず，良好な口腔衛生状態を確立することが重要です．

Evidence　基礎知識・エビデンスとなる研究

1. MRONJと抜歯

　MRONJはしばしば抜歯後に発症することから，抜歯などの顎骨への外科侵襲がMRONJの重要な発症リスク因子の1つであると考えられている[1]．骨吸収抑制薬投与患者の抜歯について，本邦のポジションペーパー（2012年）[2]では，低用量骨吸収抑制薬が投与されている骨粗鬆症患者においては，3年以上の投与歴あるいは糖尿病などの全身的リスクファクターをもつ患者では，抜歯前に3か月程度，抜歯後に2週～2か月程度のBP製剤の休薬が推奨されている．また高用量骨吸収抑制薬が投与されている悪性腫瘍患者については，侵襲的歯科処置はできる限り避けることが推奨されている．2016年の改訂版[3]では，抜歯時の休薬については賛否両論が併記されるなど若干の変更があるが，抜歯などの骨への侵襲的歯科治療がMRONJの発症契機となるという考えに変更はなく，骨吸収抑制薬投与中患者では，侵襲的治療をできるだけ避けるという記述もある．

このように，ポジションペーパーの推奨に従い骨吸収抑制薬投与患者，とくに高用量骨吸収抑制薬が投与されている悪性腫瘍患者では抜歯が避けられるようになったが，その結果MRONJ発症率は低下しただろうか？MRONJ発症例86例の発症契機について検討した研究においては，抜歯が契機となってMRONJを発症した患者は骨粗鬆症患者では49%と約半数を占めたが，悪性腫瘍患者では21.2%と少ないことが明らかとなった[4]．このことから，抜歯以外が契機となってMRONJを発症することも少なくないこと，とくに悪性腫瘍患者ではポジションペーパーの推奨に従い抜歯が避けられるようになったこと，しかし抜歯を避けても結果的にMRONJの発症は予防できないことが示唆された．

抜歯がMRONJ発症リスク因子となるという考えの一方で，Ottoらはリスク因子となるのは抜歯そのものではなく，抜歯が必要な歯の背景にある局所感染ではないかと述べている[5]．またWalterらはMRONJを発症した129例の歯槽骨吸収は発症しなかった患者と比較して進行しており，歯周病がMRONJ発症リスク因子であると報告した[6]．さらにHasegawaらの経口骨吸収抑制薬服用患者の抜歯2,458歯の検討[7]では，歯槽骨1/2以上の喪失歯の抜歯では多変量解析で有意にMRONJ発症率が高く，顎骨への侵襲よりもむしろ抜歯をする歯に存在する歯周病の程度のほうが，MRONJ発症リスク因子になることが示唆された．

2. 骨吸収抑制薬投与患者では抜歯は避けたほうがいいのか？

高用量骨吸収抑制薬が投与されている悪性腫瘍患者で，MRONJを発症していない135例について検討した研究の結果では，骨吸収抑制薬投与期間と感染症状のある歯の有無の2つの因子が，Cox回帰分析でMRONJ発症に有意に関わる独立したリスク因子として抽出された[8]．骨吸収抑制薬投与中の抜歯そのものはMRONJ発症リスク因子ではなかった．抜歯の有無別にMRONJ発症率をみると，抜歯後にMRONJを発症する例はあるが，1～2年後には抜歯をしなかった患者のほうが，MRONJ発症率は高いという報告がなされている（図4-15-1）．このことから，感染源になりうる歯を保存するとMRONJ発症リスクは経時的に高くなり，むしろ早期に必要な歯を抜歯することもMRONJ発症予防のためには必要であることがわかる．

現在，年単位の長期予後が期待できる悪性腫瘍患者では，高用量骨吸収抑制薬を投与中であっても感染症状を伴う歯があれば，早期に抜歯を行う方向が推奨される．また，抜歯時の骨吸収抑制薬休薬のエビデンスがないことや休薬のデメリットを考慮して，抜歯時には原則として骨吸収抑制薬の休薬は行わないほうがよい．

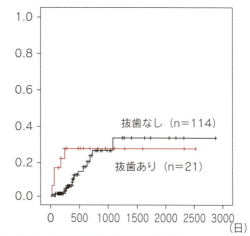

図4-15-1　高用量骨吸収抑制薬投与患者のMRONJ発症率
抜歯を行わなかった症例では経時的にMRONJ発症率は高くなり，約2年後には抜歯例の発症率よりも高くなった

参考文献

1) Utreja A, et al. Dental extraction as a risk factor for bisphosphonate related osteonecrosis of the jaw in cancer patients : an update. Odontostomatol Trop 36 : 38-46, 2013.
2) Yoneda T, et al : Bisphosphonate-related osteonecrosis of the jaw : Position Paper from the Allied Task Force Committee of Japanese Society for Bone and Mineral Research, Japan Osteoporosis Society, Japan Society of Periodontology, Japanese Society for Oral and Maxillofacial Radiology and Japanese Society of Oral and Maxillofacial Surgeons. J Bone Miner Metab, 28 : 365-383, 2010.
3) 米田俊之，萩野　浩，ほか．骨吸収抑制薬関連顎骨壊死の病態と管理：顎骨壊死検討委員会ポジションペーパー2016. https://www.jsoms.or.jp/medical/wp-content/uploads/2015/08/position_paper2016.pdf Accessed on : January 6, 2018.
4) 五月女さき子，ほか．薬剤関連顎骨壊死（MRONJ）の発症契機と予防法に関する臨床的検討．日口診誌　30：249-155，2016．
5) Otto S, et al. Tooth extraction in patients receiving oral or intravenousbisphosphonate administration : A trigger for BRONJ development? J Craniomaxillofac Surg 43 : 847-854, 2015.
6) Walter C et al. Radiologic bone loss in patients with bisphosphonate-associated osteonecrosis of the jaws : a case-control study. Clin Oral Investig 18 : 385-390, 2014.
7) Hasegawa T et al. A multicenter retrospective study of the risk factors associated with medication-related osteonecrosis of the jaw after tooth extraction in patients receiving oral bisphosphonate therapy : can primary wound closure and a drug holiday really prevent MRONJ? Osteoporos Int 28 : 2465-2473, 2017.
8) Soutome S et al. Factors affecting development of medication-related osteonecrosis of the jaw in cancer patiens receiving high-dose bisphosphonate or denosumab therapy : Is tooth extraction a risk factor? PLOS ONE. https//doi.org/10.1371/journal.pone.0201343. July 26. 2018.

（五月女さき子）

CHAPTER-4　周術期口腔機能管理に関する Clinical Question

骨吸収抑制薬投与患者の抜歯時に休薬は必要でしょうか？

- 骨粗鬆症，悪性腫瘍とも，抜歯時に骨吸収抑制薬を休薬しないほうがよいでしょう

ビスホスホネート（BP）製剤非休薬下での侵襲的歯科治療が推奨される

　侵襲的歯科治療前の短期間の BP 製剤休薬による薬剤関連顎骨壊死（MRONJ：Medication related osteonecrosis of the jaw）発症の予防効果のエビデンスは乏しく，根拠に欠けます．したがって，BP 製剤の骨折予防効果，延命効果のベネフィットを鑑みると，BP 製剤非休薬下での侵襲的歯科治療が推奨されています．しかし，患者への説明は十分に行う必要があります．また，治療時には，感染予防や創部の一次閉鎖を心がける必要があります．

　デノスマブ投与中の骨粗鬆症患者に対しては，デノスマブは 6 か月に 1 回の投与が基本です．デノスマブは骨に長期間沈着することはなく，血中半減期は約 1 か月です[1]．デノスマブの侵襲的歯科治療前の休薬についてもエビデンスは乏しく，その発症頻度は約 0.04％程度と低く[1,2]，また休薬時のリバウンド（骨密度が下がること）があります[3]．このことから，やはり非休薬下での侵襲的歯科治療が推奨されます．ただし，投与後 2〜4 か月（投与間隔の中間）の間での抜歯が望ましいといえます（表 4-16-1）．

表 4-16-1　骨粗鬆症患者における侵襲的歯科治療時の対応

術前口腔ケア	推奨
術前抗菌薬の投与	考慮
侵襲的歯科治療の時期	投与間隔の中間
MRONJ 予防のための休薬	しない，もしくは処方医と協議
創処理	愛護的処置および閉鎖創を心がける
術後抗菌薬の投与	推奨

Evidence ▶ 基礎知識・エビデンスとなる研究

BP製剤やデノスマブ製剤などを投与されている患者において，MRONJを予防するために，侵襲的歯科治療（抜歯）前に休薬が必要かについては，現時点でさまざまな議論がある．大きく，がん患者に対する場合と骨粗鬆症（がん患者以外の）患者に対する場合に分けられる．がん患者に対して，侵襲的歯科治療が避けられない場合は，非休薬下で処置を行うことはすでにコンセンサスが得られている[1,2,4]．続いて，骨粗鬆症患者については，主にBP製剤について休薬の議論がなされている．近年のエビデンスに基づくと，侵襲的歯科治療前にBP製剤の休薬を積極的に支持する根拠に欠けるとしながらも，米国口腔顎顔面外科学会（AAOMS）や顎骨壊死検討委員会では，骨折のリスクが低い場合，4年以上のBP製剤を内服している患者に関しては，侵襲的歯科処置前2か月の休薬を処方医と協議することを推奨している[1,2]．一方，米国歯科医師会（ADA）は，侵襲的歯科処置前の休薬を推奨していない[4]．

表4-16-2に休薬を推奨する根拠と推奨しない主な根拠を示す．

MRONJ予防に対して，休薬に意義があるとする根拠は，いずれも基礎的な内容のものが多く，臨床研究において明確なエビデンスは示されていない．また，全体として多くの臨床研究が行われているが，MRONJの発症頻度の低さから，少ない症例数では結果が正確に反映できていない可能性が考えられ，多数例での検討が望まれていた．Hasegawaらの行った多施設共

表4-16-2　休薬を推奨する根拠と推奨しない主な根拠

短期間（2か月）の休薬でも意義があるとする根拠
①BPの血中濃度を下げることで，軟組織（上皮細胞，血管新生など）への悪影響を減らし，創傷治癒不全の改善が見込める[5]．
②免疫細胞への悪影響を減らし，感染リスクを下げられる可能性がある[6]．

短期間（2か月）の休薬は意義があまりないとする根拠
①BPの化学的性質から骨には長期間残留する[7]ため，休薬によって血中濃度が下がったとしても，侵襲的歯科処置が行われた創部ではBP濃度が上昇する．
②BPの休薬によって，骨密度の低下，骨折増加がみられた[8]．
③抜歯時にBP製剤を休薬した患者のうち，16%が休薬を契機に骨粗鬆症治療を中止していた[9]．
④骨粗鬆症患者のMRONJの発症頻度は多くても0.2%程度であり，抜歯時に限定しても1.7%程度とリスクは非常に小さい[1,2,10]．

同研究では，2,458歯の抜歯後の検討で，抜歯後MRONJ発症率は41歯（1.7％）であり，歯冠/歯根分割を要する歯，単数歯の抜歯，骨植のない歯，開放創がMRONJのリスクであるとの報告がなされた．この報告では，抜歯前休薬はリスク因子から脱落しており，特に，骨鋭縁の削合や減張切開を併用し，閉鎖創とした症例でのMRONJ発症率は0％であった[10]．

参考文献

1) Yoneda T et al.：Japanese Allied Committee on Osteonecrosis of the Jaw. Antiresorptive agent-related osteonecrosis of the jaw：Position Paper 2017 of the Japanese Allied Committee on Osteonecrosis of the Jaw. *J Bone Miner Metab*, 35：6-19, 2017.
2) Ruggiero SL et al.：American Association of Oral and Maxillofacial Surgeons：American Association of Oral and Maxillofacial Surgeons position paper on medication-related osteonecrosis of the jaw-2014 update. *J Oral Maxillofac Surg*, 72：1938-1956, 2014.
3) Sohn W, et al.：The pharmacokinetics and pharmacodynamics of denosumab in patients with advanced solid tumours and bone metastases：a systematic review. *Br J Clin Pharmacol*, 78：477-487, 2014.
4) Hellstein JW, et al.：Managing the care of patients receiving antiresorptive therapy for prevention and treatment of osteoporosis：executive summary of recommendations from the American Dental Association Council on Scientific Affairs. *J Am Dent Assoc*, 142：1243-1251, 2011.
5) v Walter C, et al.：Influence of bisphosphonates on endothelial cells, fibroblasts, and osteogenic cells. *Clin Oral Investig*, 14：35-41, 2010.
6) Katsarelis H, et al.：Infection and medication-related osteonecrosis of the jaw. *J Dent Res*, 94：534-539, 2015
7) Mochizuki T et al.：Metabolic Fate of 4-amino-1-hydroxybutylidene-1, 1-bisphosphonatee (alendronate) (I)：Plasma Concentration, Distribution and Excretion after Intravenous Administration of Alendronate to Rats. *Drug Metabolism and Pharmacokinetics*, 10：161-173, 1995.
8) Curtis JR, et al.：Risk of hip fracture after bisphosphonate discontinuation：implications for a drug holiday. *Osteoporos Int*, 19：1613-1620, 2008.
9) Taguchi A, et al.：Impact of osteonecrosis of the jaw on osteoporosis treatment in Japan：Results of a questionnaire-based survey by the adequate treatment of osteoporosis (A-TOP) research group. *Calcif Tissue Int*, 97：542-550, 2015.
10) Hasegawa T et al.：Japanese Study Group of Cooperative Dentistry with Medicine (JCDM)：A multicenter retrospective study of the risk factors associated with medication-related osteonecrosis of the jaw after tooth extraction in patients receiving oral bisphosphonate therapy：can primary wound closure and a drug holiday really prevent MRONJ? *Osteoporos Int*, 28：2465-2473, 2017.

（長谷川巧実）

CHAPTER-4 | 周術期口腔機能管理に関する Clinical Question

Q17 顎骨壊死を生じたらどのように対応すればよいでしょうか？

Answer
- 壊死骨＋周囲骨を切除する外科療法が最も治癒率の高い治療法です．治療時の骨吸収抑制薬の休薬は必要ありません．

MRONJ の標準治療法

　MRONJ は，骨吸収抑制薬や血管新生阻害薬などの有害事象の1つで，難治性の骨露出を伴う顎骨壊死です．2012 年のポジションペーパー[1]では MRONJ の治療の目的は症状の緩和であるとされ，治療法として洗浄や抗菌薬投与などの保存療法が推奨されました．そのため長い間保存療法を主体に治療をする施設が多くありました．しかし，近年外科療法により，MRONJ の多くは治癒が可能であるとする報告が相次ぎ，2016 年のポジションペーパー[2]では保存療法と並んで，難治例では壊死骨掻爬や顎骨切除の外科療法も記載されるようになりました．

　蓄積された文献的エビデンスより，MRONJ の標準治療は，壊死骨とその周囲の骨を削除する extensive surgery であるといってよいでしょう．外科療法が適応できない場合に，症状緩和を目的として保存療法が施行されます．

1 保存療法

　主な目的は症状緩和です．加療中に腐骨分離が生じたら比較的侵襲が低い観血的処置（腐骨除去術）で治癒することもあります[3-8]．腐骨分離までは長期間を有する場合が多く，その経過において Stage の進行や蜂窩織炎（急性炎症）を発症する可能性があることを十分に理解し，患者に説明する必要があるでしょう．骨粗鬆症患者は高齢である場合が，悪性腫瘍患者は全身の予備能力が低くなっている場合が多いので，とくに炎症所見のある Stage 2 以上で保存療法を行う際は，病悩期間の長期化により通院の負担や繰り返す炎症による長期の抗菌薬投与などのデメリットも考慮します．

表 4-17-1 Stage 別の治癒率（Systematic review）

Stage	保存療法	Conservative surgery	Extensive surgery
1	5/15（33%）	26/36（72%）	27/31（87%）
2	13/55（24%）	149/189（79%）	114/119（96%）
3	0/7（0%）	3/11（27%）	50/62（81%）

（Rupel K, Oral Oncol, 2014[9]より一部抜粋）

2　外科療法

　主な目的は根治です．近年，顎骨壊死に対する外科療法の有効性を示すシステマティックレビュー[9,10]を含め，外科療法を推奨する報告が多くなっています[11-15]．局所または全身麻酔下に観血的処置を行うため，患者への直接的な侵襲性は，保存療法に比べると大きくなります．Stage 3 では区域切除など侵襲性の高い手術が必要となるため，患者の全身状態により施行できないこともあります．

　外科療法の術式としては，腐骨除去のみを行う Conservative surgery よりも，腐骨除去に加えて周囲骨を削除する Extensive surgery のほうが，治療成績は良いと報告されています（表 4-17-1）[15-17]．

 基礎知識・エビデンスとなる研究

1．多施設共同研究[15]から

　多施設共同研究で 361 例の症例を収集し，治療法と経過について後ろ向きに検討した報告[15]によると，骨粗鬆症患者では治癒率は保存療法で 59.2%，外科療法で 94.6%，悪性腫瘍患者では治癒率は保存療法で 6.9%，外科療法で 51.5% となっており，上記のシステマティックレビューと同様，外科療法の治療成績が優れているという結果が得られている．保存療法と外科療法の患者の背景因子を傾向スコア法でマッチングしても，やはり外科療法のほうが有意に優れた治療成績が得られた．

　骨吸収抑制薬の休薬については，ポジションペーパー（2016）では，「顎骨壊死の治療が完了するまでの間，BP，あるいはデノスマブの休薬が望ましい」としている[2]．休薬と治療成績についての報告はいくつかあるが，休薬が MRONJ 治療において有効であるという高いエビデンスのある報告はみられない．453 例の多施設共同研究では，多変量解析にて骨吸収抑制薬の休薬は MRONJ 治療の経過に有意な関連はみられなかった（図 4-17-1）．骨吸収抑制薬の投与が必要な患者において，休薬の有効性が示されていない現状では，歯科側から医科に対して休薬を依頼することは適切ではない．

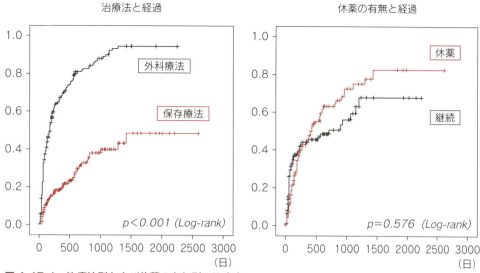

図 4-17-1 治療法別および休薬の有無別の治癒率

参考文献

1) Ruggiero SL, et al.：American Association of Oral and Maxillofacial Surgeons position paper on medication-related osteonecrosis of the jaw-2014 update. J Oral Maxillofac Surg 72：1938-1956, 2014.
2) Japanese Allied Committee on Osteonecrosis of the jaw. Antiresorptive agent-related osteonecrosis of the jaw：Position Paper 2017 of the Japanese Allied Committee on Osteonecrosis of the jaw. J Bone Miner Metab 35：6-19, 2017.
3) Ferlito S, et al.：Treatment of bisphosphonate-related osteonecrosis of the jaws：presentation of a protocol and an observational longitudinal study of an Italian series of cases. Br J Oral Maxillofac Surg 50：425-429, 2012.
4) Saussez S, et al.：Bisphosphonate-related osteonecrosis of the jaw and its associated risk factors：a Belgian case series. Laryngoscope 119：323-329, 2009.
5) Scoletta M, et al.：Treatment outcomes in patients with bisphosphonate-related osteonecrosis of the jaws：a prospective study. Oral Surg Oral Med Oral Pathol Oral Radiol Endod 110：46-53, 2010.
6) Van den Wyngaert T, et al.：Initial experience with conservative treatment in cancer patients with osteonecrosis of the jaw (ONJ) and predictors of outcome. Ann Oncol 20：331-336, 2009.
7) Lerman MA, et al.：Conservative management of bisphosphonate-related osteonecrosis of the jaws：Staging and treatment outcomes. Oral Oncol 49：977-983, 2013.
8) Lazarovici TS, et al.：Bisphosphonate-related osteonecrosis of the jaws；a single-center study of 101 patients. J Oral Maxillofac Surg 67：850-855, 2009.
9) Rupel K, et al.：A systematic review of therapeutical approaches in bisphosphonates-related osteonecrosis of the jaw (BRONJ). Oral Oncol 50；1049-1057, 2014.
10) Fliefel R, et al.：Treatment strategies and outcomes of bisphosphonate-related osteonecrosis of the jaw (BRONJ) with characterization of patients：a systematic review. Int J Oral Maxillofac Surg 44；568-585, 2015.
11) Ruggiero SL, et al.：Disease stage stage and mode of therapy are important determinants of treatment outcome for medication-related osteonecrosis of the jaw. J Oral Maxillofac Surg 73：94-100, 2015.
12) Schubert M, et al.：The Saxon bisphosphonate register-therapy and prevention of bisphosphonate-related osteonecrosis of the jaws. Oral Oncol 48：349-354, 2012.

13) Jacobsen C, et al.：Osteopathology of the jaw associated with bone resorption inhibitors：what have we learned in the last 8 years? Swiss Med Wkly 142：w13605, 2012.
14) Vescovi P, et al.：Surgery-triggered and nonsurgery-triggered bisphosphonate-related osteonecrosis of the jaws (BRONJ)：a retrospective analysis of 567 cases in an Italian multicenter study. Oral Oncol 47：191-194, 2011.
15) Hayashida S, et al.：Evaluation of the treatment strategies for medication-related osteonecrosis of the jaws(MRONJ)and the factors affecting treatment outcome：a multicenter retrospective study with propensity score matching analysis. J Bone Miner Res 32：2022-2029, 2017.
16) Mücke T, et al.：Outcome of treatment and parameters influencing recurrence in patients with bisphosphonate-related osteonecrosis of the jaws. J Cancer Res Clin Oncol 137：907-913, 2011.
17) Granziani F, et al.：Resective surgical approach shows a high performance in the management of advanced cases of bisphosphonate-related osteonecrosis of the jaws：a retrospective survey of 347 cases. J Oral Maxillofac Surg 70：2501-2507, 2012.

（林田　咲）

CHAPTER-4　周術期口腔機能管理に関する Clinical Question

Q18 終末期患者の口腔管理の実際と課題とは？

ANSWER
- 終末期には口渇，カンジダ症，義歯不適合など，口腔のさまざまな問題が生じます．これらに対する統一した口腔管理方法はなく，個々の患者の状況に応じて，患者のQOLの向上に最大限努力することが重要です．

終末期医療における口腔ケアの課題

　終末期における口腔ケアには確立した方法はなく，知見を集積して原因となる疾患，予後，症状別の対応を確立する必要があります．さらに，患者や患者家族のQOLに資するためには，どこまでどのように行うのが有効であるかの評価も，今後行うことが重要です．

1 義歯治療について

　予後月単位では比較的自立度も高く，食欲低下が起きてくるのは死亡直前4週前程であることから[1]，予後月単位の段階では，ある程度の食物摂取が可能な患者が多くいます．がん治療中，長期間歯科を受診できなかったため，義歯不適合，義歯破折や口腔内に問題点があることも多く[2,3]，そのため，これらを修正して，義歯を使って食事ができるようになることは患者のQOLを高め，家族の満足度も高める支持療法となりえます．図4-18-1は，咀嚼時の義歯左側臼歯部の痛みを主訴に緩和ケア病棟から当科に診察依頼のあった80歳代肺がん患者の症例です．|3残根部周囲歯肉（図4-18-1①）と左下顎臼歯歯槽部粘膜（顎舌骨筋相当部）（図4-18-1②）に発赤があります．義歯適合試験剤を用いた検査では，粘膜面①と②に相当する部分の義歯床レジンが露出しており（図4-18-2①②），この部分が強く粘膜を圧迫していることが示されました．圧迫されていた部分の調整により痛みは消失し，食事の際に義歯の使用が可能となりました．義歯がない場合は義歯製作にはある程度の時間を要するため，患者の予後や体調，患者およびその家族の意向をよく確認したうえで，治療をはじめることが望ましいでしょう．義歯に関する治療依頼は摂食患者で多いですが，ときには食事摂取をしていな

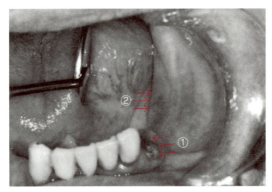

図 4-18-1 義歯咀嚼時に痛みを訴える口腔内

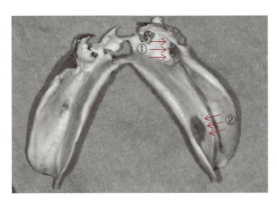

図 4-18-2 義歯の適合試験用材料により確認された義歯粘膜面

い患者からも依頼があります．その場合は，口もとの審美性，すなわちボディイメージの回復という観点からであり，必ずしも予後や摂食状況のみが義歯治療を行うかどうかの判断材料となるわけではありません．

2 口腔の粘膜症状について

1）口渇

　口渇は，終末期がん患者の症状として多いと報告されています[4,5]．患者の主観としての口渇は，少量の水分や口唇の保湿などによる看護ケアにより症状が改善し，輸液などは大きな効果はなかったとの報告があります[6,7]．患者の訴える口渇は血液の浸透圧，血管内の水分，口腔の状態（口呼吸，カンジダ性口内炎等）により決まり，輸液はひとつの要因でしかなく，輸液以外の方法で緩和できるとしています[8,9]．これらより，口渇については口腔ケアが症状緩和のための重要な要素であることが示されているといえます．われわれの病棟における口腔水分計ムーカスによる測定では，口腔乾燥が著明な患者に水分でケアするのみでは1時間後にはもとの乾燥状態に戻ってしまっていますが，保湿剤を使用すると，口腔の湿潤は1時間後にも維持されており，保湿剤の使用は有効であると考えられます．

2）カンジダ

口腔カンジダ症もまた終末期に多くみられる症状であり，その発現は36%[10]，19%[5]との報告があります．症状としてはその多くは白い白苔を形成する偽膜性カンジダ，白苔を形成しない紅斑性，肥厚性カンジダもあります．患者の自覚症状は口のピリピリ感，ザラザラ感であり，その原因としては，免疫力低下，ステロイド使用，唾液分泌の低下があげられます．義歯の使用はカンジダを誘発するため[5]，義歯は義歯用ブラシで傷がつかないよう汚れを落としたのち，義歯洗浄剤につけて，清潔管理することが必要です．

口腔カンジダ症の治療にあたっては口腔ケアを重点的に行うとともに，抗真菌薬を使用します．抗真菌薬としてはアムホテリシンB，ミコナゾール，イトラコナゾールがあります．ミコナゾール，イトラコナゾールは併用禁忌・注意が多いため，全身状態や内服薬などについて処方前に確認する必要があります．

3 口腔ケア

終末期において予後が1か月程度になると，ADLが低下し，セルフケアが行いにくい状態となります．さらに，嚥下や口腔周囲の機能も低下してきます．そのため，食物残渣などが貯留し[5]，舌，粘膜，歯面など，口腔の各部位の汚染や口臭が目立つ状態となるため，この時期に緩和ケア病棟から歯科への口腔ケアに関連した依頼が多くなると考えます．口腔の汚染は組織の炎症を引き起こし，口腔粘膜も脆弱となってくることで粘膜から出血しやすくなります．また，汚染から歯肉炎，歯周炎の増悪も起こってきます．歯科臨床の観点からはぜひとも口腔ケアが必要な状況です．しかしながら，口腔ケアが本来のQOLを高めていく支持療法であっても，全身状態が悪化すると，口腔ケアも患者の拒否につながることもあり，終末期にどこまでの口腔ケアを行うべきか，新たな臨床的課題も発生してきます．ADLの高い段階で口腔の諸問題が小さいうちから口腔ケアや歯科治療により介入していると，患者や家族の受け入れができ，ケア介入もスムーズとなります．

 基礎知識・エビデンスとなる研究

1. 予後と歯科介入の内容

がん終末期患者のADLは最期の1か月ほどで急速に変化する[1]．そこで，患者の予後予測の観点を取り入れた口腔管理の実際が求められる．そのためにも緩和ケア科や各科主治医がどれくらいの予後と見積もっているかを，カルテ記載や医療チームの連携の中で確認することが重要である．われわれの

表 4-18-1　歯科依頼内容（複数選択あり）

歯科依頼内容	件数	%
義歯	61	41.8
口腔粘膜の症状	27	18.5
口腔ケア	23	15.1
歯の動揺	22	15.1
う歯	8	5.5
顎関節症	1	0.7
歯周病	5	3.4
放射線性骨壊死	1	0.7
計	148	

表 4-18-2　歯科依頼内容（緩和ケア科医師のカルテ記載に基き分類）

予後予測	依頼全症例	上位の依頼内容と予後予測		
		義歯	口腔ケア	粘膜症状
月単位	57	34	8	7
週単位	63	25	14	18
日単位	5	2	0	2
時間単位	0	0	0	0
予後予測困難	3	0	0	0
計	128	61	22	27

施設において，緩和ケア病棟入棟患者の推定予後と歯科への緩和ケア病棟からの加療依頼内容ついて検討を行った．緩和ケア病棟に，2005年5月～2011年3月に入院された終末期がん患者1318例のうち，歯科口腔外科へ加療依頼のあった患者128例であった．その歯科依頼内容は，**表4-18-1**のようになった（複数選択あり）．最も多いのは義歯であり，次いで口腔粘膜の症状，口腔ケアであった．これに歯の動揺やう歯，顎関節症，歯周病と続いていた．そこで，義歯治療，口腔粘膜の症状，口腔ケアの3つの症例を緩和ケア医の予後に関するカルテ記載に基づいて分類したところ，**表4-18-2**のようになった．緩和ケア医は患者の予後を月単位，週単位，日単位，時間単位と見積もっており，緩和ケア病棟から歯科への依頼について，依頼全症例でみると，予後が月単位と週単位で依頼のほとんどを占めていた．依頼内容からみると義歯は予後月単位で最も多く，口腔ケアや口腔粘膜への対応は予後週単位で最も多かった．これは患者のADLとかかわっており，ADLが高く，推定予後が1月以上あれば，義歯治療など，口腔機能の維持に向けた治療を行い，ADLが下がってくれば口腔汚染管理，粘膜の状況に対する対応などのケアを主体とした治療に進むと考えている．

参考文献

1) Domeisen Benedetti F et al.：International palliative care experts' view on phenomena indicating the last hours and days of life, Support Care Cancer, 21：1509-1517, 2013.
2) Aldred MJ, et al.：Oral health in the terminally ill：a cross-sectional pilot survey., Spec Care Dentist, 11(2)：59-62, 1991.
3) 森田達也，木澤義之監修：緩和ケアレジデントマニュアル．医学書院，東京，2016, 156-61.
4) McMillan SC, Small BJ.：Symptom distress and quality of life in patients with cancer newly admitted to hospice home care. Oncol Nurs Forum, 29：1421-8, 2002.
5) Kvalheim SF, et al.：End-of-life palliative oral care in Norwegian health institutions. An exploratory study. Gerodontology, 33 (4)：522-529, 2016.

6) McCann RM, et al.：Comfort care for terminally ill patients. The appropriate use of nutrition and hydration, JAMA, 272（16）：1263-6, 1994.
7) Cerchietti L, et al.：Hypodermoclysis for control of dehydration in terminal-stage cancer. Int J Palliat Nurs, 6（8）：370-4, 2000.
8) Morita T et al.：Determinants of the sensation of thirst in terminally ill cancer patients. Support Care Cancer, 9（3）：177-86, 2001.
9) 日本緩和医療学会緩和医療ガイドライン作成委員会：終末期がん患者の輸液療法に関するガイドライン（2013年版）．金原出版，東京：2013, 80-82.
10) Fischer DJ, et al.：Oral health conditions affect functional and social activities of terminally ill cancer patients. Support Care Cancer, 22（3）：803-10, 2014.

（向山　仁）

CHAPTER-4　周術期口腔機能管理に関する Clinical Question

Q19-1 口腔内に痛みがある患者の口腔ケアにおける注意点 —ブラッシングの工夫を教えてください

ANSWER
- 疼痛のレベルや粘膜炎の症状に応じて清掃器具を選択し，粘膜に刺激を与えないようにケアを行います．

清掃器具の選択と工夫

　がん化学療法や放射線治療時には有害事象として口腔粘膜炎や口腔乾燥を生じ，口腔の疼痛を訴えることがあります．口腔粘膜炎は経口摂食の制限や身体的苦痛のため患者の QOL の低下を招くだけでなく，感染症の発症や治療の完遂にも影響を与えることがあります．口腔粘膜炎に対して鎮痛剤や保湿剤を使用することで，粘膜刺激を軽減することは可能ですが，不適切な方法では疼痛を与えることもあり，細心の注意を払って的確にケアを行わなければなりません．

1　ブラッシングの前に

　疼痛レベルに応じて，主治医と連携して口腔ケア前に鎮痛剤を事前投与し，鎮痛剤が奏効している間にケアを行います．最初に含嗽をさせ，食物残渣など大きな汚れを除去します．含嗽は水道水でもよいですが，疼痛が出現したらアズノール®，キシロカイン®，生理食塩水からなる含嗽剤を用います．その後疼痛の程度に合わせて，口唇から口腔粘膜炎部に保湿ジェルまたはキシロカインゼリーを塗布します（図 4-19-1，2）．また，清掃用具が口角に接触し疼痛を生じることを予防するため，口角には厚めに塗布するようにします．疼痛を訴えない患者でも，口腔粘膜炎がある場合には行うようにするとよいでしょう．

2　歯ブラシによるブラッシング

　歯ブラシでの清掃が可能な部位については，通常通りのブラッシングを行います．疼痛のある部分へのブラッシングには，ヘッドの小さな軟毛歯ブラシが適しています．歯ブラシの挿入，ブラッシング，終了までの一連の操作

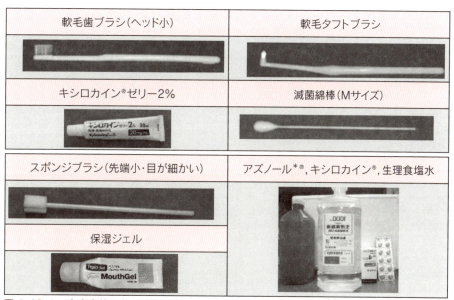

図 4-19-1　疼痛症状のある時期の口腔ケア道具
＊アズノール®（アズレンスルホン酸ナトリウム水和物）

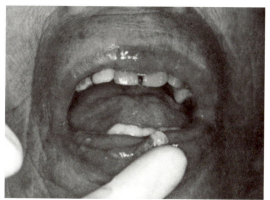

図 4-19-2　疼痛の程度に合わせて，含嗽後に口腔保湿ジェルまたは，キシロカイン®ゼリーを塗布する
①口角はひび割れしやすいため，ジェルを厚く塗布
②疼痛がない場合であっても，粘膜炎や乾燥所見がある限り行う

の間は，歯ブラシの先端のみに注意が向き，歯ブラシの柄の部分が粘膜炎の部位に過度な接触をする場合があるため，口腔内全体を観察しながらケアを行い，周囲の粘膜を刺激しないようにブラッシングすることが重要です．口腔粘膜炎が増悪すると歯ブラシの柄や刷毛部が粘膜に接触し疼痛を生じるので，タフトブラシや綿棒を用いるとよいでしょう（図 4-19-3）．

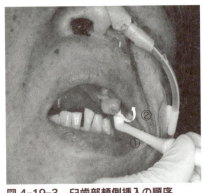
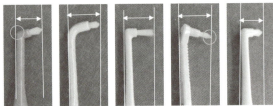

図 4-19-4　タフトブラシの種類

図 4-19-3　臼歯部頬側挿入の順序
①ブラシを垂直に起こさずに斜め向きで挿入（頬粘膜接触を避ける）
②頬粘膜の間で柄の角を①から②方向に斜めに起こして磨く
柄の角が頬粘膜を接触したまま挿入しないこと

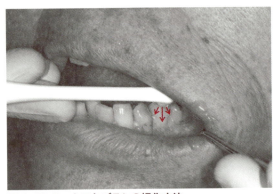
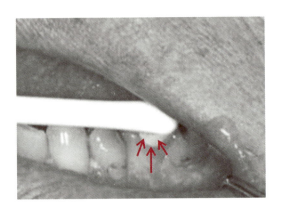

図 4-19-5　タフトブラシの操作方法
①歯肉に触れない範囲まで毛先を押し広げる
②毛先を歯冠方向にかき出す

3 ─ タフトブラシを用いたブラッシング

　タフトブラシには毛の硬さ，毛先の形態，柄の角度などさまざまなものがあります（**図 4-19-4**）．毛の硬さは普通のもののほうがプラークの除去効果は高いですが，歯肉を傷つけやすいので，症状に応じて軟毛のものを用います．柄の先端の角度や長さ，毛先の形態によっては粘膜に接触しやすく，口腔粘膜炎が生じた場合，疼痛を生じやすいので，注意が必要です．粘膜刺激が最小限になるよう，軟毛でヘッドの幅が短い形態をもつタフトブラシを選択するとよいでしょう．タフトブラシによるブラッシングの際には，通常のブラッシング時のような小刻みな操作では，歯肉に容易に接触することがあるため，毛先を歯面に沿わせたら押し広げて毛先の接触範囲を慎重に確認しながら操作するようにします（**図 4-19-5**）．

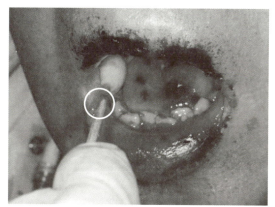

図4-19-6 綿棒の竹軸が口唇に接触し，疼痛と出血を生じている

4─スポンジブラシや綿棒を用いた口腔清掃

　スポンジブラシや綿棒は，主に口腔粘膜のケアに用いられる場合が多く，形や大きさもさまざまです．特に粘膜接触を最小限にしたい場合は，歯ブラシ類同様，スポンジのヘッドが小さめで目の細かいタイプを選択します．しかし，口腔粘膜炎が重症化すると出血や疼痛を避けられないことも少なくなく，スポンジブラシの先端をハサミで切断しヘッドをさらに小さくして用いる場合もあります．また，使用時は粘膜をこするのではなく，粘膜上の付着物のみをやさしく拭うような力加減やテクニックが必要となります．スポンジブラシでのケアが困難となったら綿棒に切り替え，粘膜に接触しやすい軸の部分は脱脂綿で巻き，粘膜に接触した際の刺激を減少させるようにします．水に浸した後の搾り加減によって硬さが異なるため，水が滴らない程度に軽めに搾るようにします．また，綿棒は手指の圧接加減に応じて形態変化させることが可能であるため，平たく搾れば狭いスペースの間にも挿入することができます．しかし，ケア中に消耗劣化しやすく，中の軸が剝き出しになることで粘膜を傷つける恐れもあるため，注意しなければなりません（**図4-19-6**）．

参考文献

1) 池上由美子：治療を支える　がん患者の口腔ケア．医学書院，東京，2017. 34-36
2) 池上由美子，夏目長門：治療を支えるがん患者の口腔ケア．医学書院，東京，2017. 122-130
3) 上野尚雄，ほか：がん患者の口腔マネージメントテキスト．文光堂，東京，2016. 48-60
4) 多比良祐子：続5疾病の口腔ケア．医歯薬出版，東京，2016. 34-35

（森　和代）

CHAPTER-4 周術期口腔機能管理に関する Clinical Question

Q19-2 口腔内に痛みがある患者の口腔ケアにおける注意点 ─付着物除去の工夫を教えてください

Answer
- 口腔粘膜への刺激が少ない超音波スケーラーを用いて粘稠性の付着物を除去します．吸引を行いながら数秒程度の除去を繰り返すことで安全に行うことができます．

　頭頸部がん放射線治療時には重篤な口腔粘膜炎がほぼ必発します．口腔粘膜炎に伴う疼痛のため口腔のセルフケアが困難となり，口腔乾燥症による口腔自浄作用の低下も重なり，口腔内の状況は非常に悪くなることから，専門的口腔ケアが重要となります．

1─照射前の患者教育
　放射線治療（RT）や化学放射線治療（CRT）開始前には，主治医によって口腔粘膜炎に関する患者説明が行われます．治療が開始されると，積極的な歯科処置は行わず，口腔衛生管理が中心となります．患者が歯科受診や口腔衛生管理の重要性について十分に理解していなければ，口腔粘膜炎が出現してくる時期に，口腔処置を行うことを嫌がり歯科受診拒否につながるので，照射開始前の患者教育が重要です．

2─RT，CRT 中の口腔管理の目的と方法
　治療中の口腔衛生管理の目的は，有害事象の確認と良好な口腔内状態の維持管理であり，定期的な予約を取り患者サポートを行います．患者の状態に合わせた口腔衛生管理を行うためには，治療内容・口腔内環境・嚥下機能・口腔粘膜炎・その他有害事象についての状況を把握し，疼痛なく安心・快適な口腔ケアができる方法を選ぶ必要があります．
　口腔粘膜炎が出現した際には，キシロカイン含有の含嗽剤によるうがいなどで，除痛後，タフトブラシなど粘膜炎に触れないよう小さめの歯ブラシを用いた清掃を行います．しかし口腔内全体に粘膜炎が出現すると，局所麻酔薬のうがいを行っても清掃困難となることは少なくありません．
　最初に出現する有害事象の多くは，唾液腺障害からくる口腔乾燥です．常

にカラカラに乾燥しているわけではなく，粘稠な唾液に悩まされている患者が多く，「ネバネバが気持ち悪い」，「うがいをしても糸を引く感じですっきりしない」，「痛み止めのうがいをしてもなかなか効果がない」などの声をよく耳にします．このような場合には，超音波スケーラー（またはエアスケーラー）による付着物除去が有用となります．

3 超音波スケーラーによる付着物除去の実際

超音波スケーラーとは，本来は照射前に歯石や着色を除去する目的で使用する器具であり，照射中，特に有害事象が出現したら使用しないことが一般的です．しかし，粘稠度の高いネバネバした唾液で悩まされたり，口腔粘膜炎が出現した時にも超音波スケーラーによる付着物除去は有効であり，術者と患者の両者にとっても負担が少なく優れた方法の1つであるといわれています．以下に具体的な使用方法を示します．

超音波スケーラーによる付着物除去は注水下で行うため，誤嚥には最大の注意が必要です．嚥下障害がなければ仰臥位にて行いますが，嚥下障害を認める場合は，座位にて吸引をしっかりと実施し，誤嚥やムセのないよう，特に安全に行わなければなりません．チェアーを上下に高さ移動させ術者の姿勢に負担なく，またしっかり施術部位が確認できる位置を見つけて行います（**図4-19-1**）．

注水は長時間連続ではなく，数秒ずつの繰り返しで行います．数秒間に注水された水や除去した汚れを確実に回収しながら行うことで，口腔内の水分貯留を軽減させ安全に実施することができます．歯間部や口蓋に粘稠唾液が絡まっていることが多いため，除石時のようにスケーラーチップを歯面に

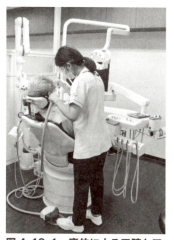

図4-19-1 座位による口腔ケア

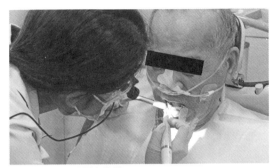

図4-19-2 顎引き姿勢

しっかり当てるのではなく，歯間部にスケーラーチップの先を順番に軽く挿入注水し，反対側より吸引することで粘稠唾液を除去します．併せて口蓋付近に残留していた粘稠唾液も吸引され，一時的ですが粘稠唾液のないスッキリとした含嗽が行えます．口腔粘膜炎が増悪すると口腔内や咽頭の疼痛や経口摂取不良のため口腔内の唾液はさらに粘稠となります．このような場合には，キシロカイン含有の含嗽剤やキシロカインゼリーを使用して除痛をしたうえで口腔清掃を行いたいですが，粘稠唾液が口腔内に残留することでキシロカインが口腔粘膜から吸収しにくい状況となっているため，口腔内に残留している粘稠唾液を吸引除去することが，除痛効果を高めると考えられます．

吸引にも工夫が必要となります．吸引管が粘膜に接触することで疼痛や出血を引き起こすこともありますが，吸引管の周囲にワセリンを薄く塗布することで予防するこができます．吸引管の操作が，口腔粘膜炎出現時のスケーリングの可否を左右することが多いので，注意して行います．座位にて顎引きを行い，注水された水が重力で下顎前歯方向に流れてくる姿勢（図4-19-2）をとれば，吸引管をスケーラーチップの近くに常に移動させ吸引する必要はなく，数回の移動だけで吸引できます．上顎の頬側が一番施術しにくい部位であり，頬粘膜などに口腔粘膜炎が強く出現している場合は，口蓋から吸引管を当てスケーラーチップは注水しながら頬側から歯根方向に挿入し，歯冠膨隆に沿ってチップを滑らせます．または，閉口した状態で頬側の清掃を行うとよいでしょう．

頭頸部がん患者は手術後気管切開を施行されていることも多く，頸部に放射線が照射され皮膚障害も出ていることもあります．そのため口腔衛生管理を行う際には，患者の首の向きを変えるのではなく，術者が移動しチェアーの高さを調整し実施するほうが，患者にとっての負担は少ないと考えます．口腔粘膜炎出現時に歯ブラシの毛先やスポンジの粗糙な面が粘膜炎に接触し疼痛や出血を伴い患者の苦痛となることがあります．今回紹介した方法であれば，スケーラーチップを粘膜に接触させることなく歯面のみの清掃や部

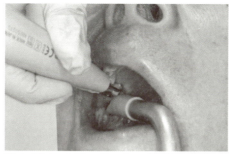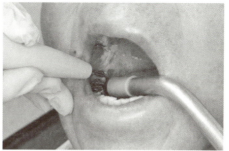

図 4-19-3 スケーラーチップと吸引管の当て方

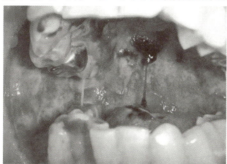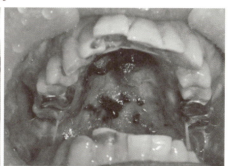

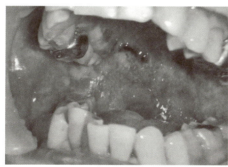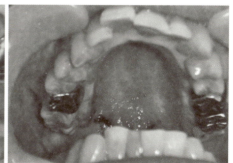

図 4-19-4 本法による口腔ケア．上：ケア前，下：ケア後

分的な注水で口腔内の清掃が行え，施術時間も短縮できます．ただし，吸引をしっかり行うことが重要です．吸引管のチップの角度やスケーラーチップからの注水の方向なども考え実施しなければなりません（**図 4-19-3**）．本法を施行した前後の口腔内の例を**図 4-19-4**に示します．

　超音波スケーラーはペースメーカー装着者に対しての使用は原則禁忌となっています．使用前には患者または診療録の確認が必須です．装着者だった場合はエアスケーラーを使用します．

参考文献

1) 佐々木良平, 丹生健一編：カラーアトラス 目で見て学ぶ 放射線療法の有害反応―多職種チームで実践する治療と患者支援. 日本看護協会出版会, 東京, 2011.
2) 西井美佳, 梅田正博, ほか：頭頸部がん放射線治療時の口腔内状況と歯科衛生士による専門的口腔ケア. 日口腔ケア会誌, 6（1）：40-45, 2012.

（西井美佳）

CHAPTER-4　周術期口腔機能管理に関する Clinical Question

Q19-3 口腔内に痛みがある患者の口腔ケアにおける注意点 ―舌清掃や含嗽剤の選択はどのようにしたらよいでしょうか？

Answer
- 舌の清掃は3％オキシドールを含ませたスポンジブラシによる清拭が効果的です．含嗽はできるだけ殺菌作用のあるポビドンヨード，塩化ベンゼトニウム，グルコン酸クロルヘキシジンなどを用いることが望ましいです．

舌清掃や含嗽剤の選択

　がん治療に伴い口内炎が出現すると，疼痛を生じ，ブラッシングなどのセルフケアが困難になります．口内炎を生じるときは全身的な免疫能が低下していることも少なくなく，口腔衛生状態が不良になるとカンジダ症の発症，潰瘍からの二次感染や敗血症を生じることもあり，がん治療の完遂にも影響を及ぼすことがあります．口内炎を生じセルフケアができなくなった時には，専門的口腔ケアを行うことが重要です．

1―舌の清掃

　口内炎は頬粘膜，口唇，舌縁などに生じることが多いですが，舌背部は比較的少なくセルフケアが困難になると舌苔が増加します．舌苔中にはプラークと同程度の細菌が存在するため，舌背部の清掃は良好な口腔環境を維持するうえで重要です．舌背部に口内炎が出現していない場合，積極的に舌の清掃を行います．現状ではオキシドールを用いた方法が最も優れています[1]．

＜使用物品＞
オキシドール（3％）
スポンジブラシ（1～2本）
紙コップ
口腔ケア用ウェットティッシュまたは乾ガーゼ
＜方法＞
①オキシドールを少量紙コップに注ぐ
②スポンジブラシにオキシドールを垂れない程度に含ませる（軽く絞る）

③スポンジブラシで舌の上を擦過する
④発泡した泡は含嗽が可能な場合は含嗽を，含嗽が難しい場合は吸引，またはもう1本のスポンジブラシ，口腔ケア用ウェットティッシュ，乾ガーゼなどで泡を除去する
⑤舌苔除去に使用したスポンジブラシは水で軽く洗い，硬く絞った後②からの工程を再度行う
②〜⑤を数回繰り返し，舌苔を除去する
スポンジブラシによる擦過でも痛みがある場合は，綿球，もしくは綿棒（大）を代用する．

＜オキシドールを使用するメリット＞
・消毒作用
・舌苔中のカタラーゼと反応することで起こる発泡作用により物理的な除去が期待できる
・反応物は水と酸素になるため，体への為害性が少ない
・物理的な擦過による舌への負担が少ない

2．含嗽

　口腔内に痛み（創や口腔粘膜炎）がある場合は感染予防が重要であるため，殺菌作用のある含嗽剤を用いて含嗽を行うことが望ましく，疼痛が著しい場合は，局所麻酔薬含有のゼリーや含嗽剤により疼痛コントロールを行いながら含嗽を行います．市販，または処方にて現在使用されている主な含嗽剤を**表4-19-1**に示します．

　含嗽剤の選択は，市販または処方される含嗽剤のなかで最も多くの菌に作用するイソジンガーグル（ポビドンヨード）が第一選択です．しかしながら，イソジンガーグルは味が強く，嘔吐感覚を助長させることがあるため，患者に嘔吐悪心があり，どうしても使用が難しい場合はネオステリングリーン（塩化ベンゼトニウム），コンクールF（グルコン酸クロルヘキシジン）を使用します．また炎症がある場合は抗炎症作用に有効であるアズノールうがい液（アズレンスルホン酸ナトリウム）を追加で行います．

　イソジンガーグルは，細菌だけではなく宿主の正常細胞にも為害性があり，創の治癒不全を生じる懸念があるため使用には否定的な意見もあります．しかし，2017年に改訂されたCDCガイドラインでは，手術創の感染を防ぐために術中に深部や皮下組織をヨードホールで洗浄することが高いエビデンスレベルで推奨されていることから，感染予防のためにはイソジンガーグルを使用することが望ましいと考えられます．また，エタノール含有の含嗽剤は口腔乾燥を助長するので使用しないほうがいいという意見もありますが，実際にこれらの含嗽剤を用いることにより口腔乾燥を生じるという

表 4-19-1　主な含嗽剤の種類

商品名	分類	用法用量	有効成分	エタノール	効能	副作用
イソジンガーグル液 7%	医薬品	15～30倍希釈し，1日数回含嗽する．	ポビドンヨード	あり	咽頭炎，扁桃炎，口内炎，抜歯創を含む口腔創傷の感染予防，口腔内の消毒	アナフィラキシー，発疹，口腔灼熱感，刺激感，口腔粘膜びらん，口中のあれ，悪心，不快感
ネオステリングリーンうがい液 0.2%	医薬品	口腔内の消毒には50倍希釈（0.004%）し洗口する．抜歯創の感染予防には10～20倍希釈（0.01～0.02%）して洗浄する．	ベンゼトニウム塩化物	あり	口腔内の消毒，抜歯創の感染予防	過敏症，刺激感
コンクールF	医薬部外品	水約25～50mLに5～10滴を滴下し，よくかき混ぜて，1日数回含嗽する．	グルコン酸クロルヘキシジン，グリチルリチン酸アンモニウム	あり	ムシ歯の発生および進行の予防，歯肉炎の予防，歯槽膿漏の予防，口臭の防止	着色，適用外使用でアナフィラキシーショック，口の中に傷やひどいただれ等のある場合は使用禁止
薬用リステリン（LISTERINE）	医薬部外品	一回につき約20mLを30秒，一日2回朝晩洗口する．	1,8-シネオール，チモール，サリチル酸メチル，トメントール	あり	「口臭」「歯垢の沈着」「歯肉炎」の予防	口腔刺激
モンダミンナイトクリア	医薬部外品	適量約20mL（キャップ半分の線）を，20～30秒程洗口．	セチルピリジニウム塩化物水和物，グリチルリチン酸ジカリウム	あり	口臭の防止．歯垢の付着を防ぐ．歯肉炎の予防．口中を浄化する．口中を爽快にする．	記載なし
ガム・デンタルリンスナイトケア（洗口液）	医薬部外品	ブラッシング後，洗口液（ガム・デンタルリンスナイトケア）をお口に適量約10mL含んで20秒ほどすすいでから吐き出す．	塩化セチルピリジニウム，トラネキサム酸	なし	歯周病（歯肉炎・歯周炎）予防，口臭防止	記載なし
アズノールうがい液 4%	医薬品	1回4～6mgを，約100mLの水又は微温湯に溶解し，1日数回含嗽する．（年齢，症状により適宜増減する）	アズレンスルホン酸ナトリウム	あり	咽頭炎，扁桃炎，口内炎，急性歯肉炎，舌炎，口腔創傷に対し炎症組織に直接作用して炎症を抑え創傷治癒を促進する，消炎効果	口中のあれ，口腔・咽頭の刺激感

エビデンスはありません．微生物に対する消毒作用というメリットを考えて含嗽剤の選択を行います．

＜方法＞

①イソジン（またはネオステリグリーン，コンクールF）を口腔内に含み，15秒×4回ぶくぶくうがいを行う

②炎症がある場合は追加でアズノールうがい液による含嗽を行う（口腔内に含み炎症のある部分へ行き渡るように含嗽する）

＜頻度＞

経口摂食を行っている場合は1日3回，ブラッシング後に行う

経口摂食を行っていない場合は3時間毎に行う

参考文献

1) 船原まどか，ほか：舌苔除去のための口腔ケア方法の検討：ブラッシング，コンクールF，オキシドールによる除菌効果の比較．日本口腔ケア会誌，11：65-69，2016．

（船原まどか）

CHAPTER-4 周術期口腔機能管理に関する Clinical Question

Q19-4 口腔内に痛みがある患者の口腔ケアにおける注意点―骨髄抑制があり出血を伴う場合はどのようにしたらよいでしょうか？

Answer
- 骨髄抑制の状態を把握したうえで，局所止血剤や必要に応じて血小板輸血なども併用しながら止血処置をするとともに，感染予防のための口腔ケアを行います．

口腔ケア方法の実際

口腔内に疼痛や出血を伴う困難なケースについて，ここでは急性白血病で造血幹細胞移植中に歯肉から口唇に至るまで広範な血腫を形成した症例（図4-19-1，2）を提示してケア方法について示します．

図4-19-1 ⌐45 を中心とした歯肉炎からの出血から血腫を形成し重症化した

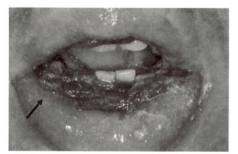

症例：造血幹細胞移植中に広範な血腫を形成
- **46歳女性** 急性骨髄性白血病．
- 経過：移植前処置は，心機能障害があるため，ミニ移植（FLu＋Mel＋TBI）を実施しMTX投与後に下顎前歯部を中心に口腔粘膜炎が出現した．血液検査データは，白血球数 0.010/μL，血小板数 1.5万，CRP 4.54 mg/dL と骨髄抑制極期であったため数時間で重症化した

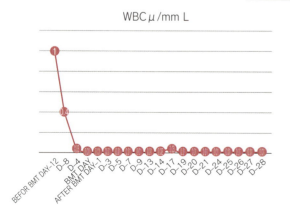
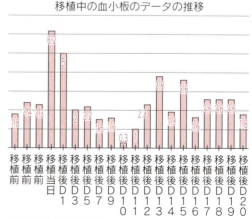

図4-19-2 造血幹細胞移植中の白血球と血小板のデータの推移を口腔ケアに活かす

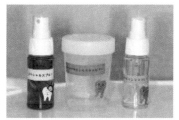
スプレータイプ 塗布タイプ
スペシャルスプレー（キシロカイン®＋保湿剤のリンス含有）
①通常100mL作成
　蒸留水：96mL
　4％キシロカイン：4mL
　アズレン細粒：1包
②濃いめ：2倍・3倍・4倍

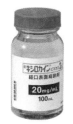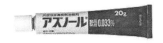
キシロカインビスカスゼリー4％®
とアズノール®軟膏を1:1で混ぜて
口腔の粘膜に塗布する
キシロカインゼリー4％は保湿力はないので
消炎と保湿効果のある軟膏を混ぜて塗布するとよい

図 4-19-3　痛みのコントロールについて
①広範囲に疼痛がみられる場合→含嗽タイプ
②口腔内の限られたところだけに疼痛がみられる場合→スプレータイプ
③限局した範囲の疼痛の場合→塗布タイプ
＊口腔粘膜炎の状況でこの3種類を組み合わせたり使い分ける

1）口腔ケア方法とその対処

①口腔内出血時の対処チャート

　口腔内からの出血の状況でその対処を選択します．同時に NRS で痛みの評価も行い除痛を図ります（局所疼痛コントロールの選択は**図 4-19-3** を参照[1)2)]）．

②歯科衛生士が行う実際のケアについて

　まず，歯科医師と一緒に出血部位の確認と対処を選択しケアを開始します．上記のケースの場合は，複数部位から出血がみられたのでチャートに沿ってケアを開始します（**図 4-19-4**）．血液内科主治医からはトラネキサム酸（トランサミン®）1g・注射用水または生理食塩液の点滴と血小板輸血が行われ，局所止血方法として，エピネフリン（ボスミン®）綿球とガーゼによる圧迫止血と止血後は亜鉛華止血軟膏®を塗布し少し様子をみます．塗布直後は，白色の軟膏ですが，少しすると透明に変化し，出血部位を覆い収斂作用で止血を促します（**図 4-19-5**）．

　その後，血小板の輸血が終了後血球の回復を確認後に，愛護的に綿球で口腔内を清拭します．出血点を触らずに，綿棒，タフトブラシなどで口腔ケアを行い，歯磨剤は使用せず，ネオステリングリーン液の含嗽剤もしく生理食塩水などにつけてケアを行います．

　口腔粘膜の症状に応じて，アクロマイシンアネステジン軟膏®，デキサルチン軟膏®を塗布し，除痛と感染予防を促し，最後には，オリブ油®，プロペト®，アズノール®軟膏，エピシル＊など保湿性の高いものを出血している粘膜に塗布して保護します[3)]．

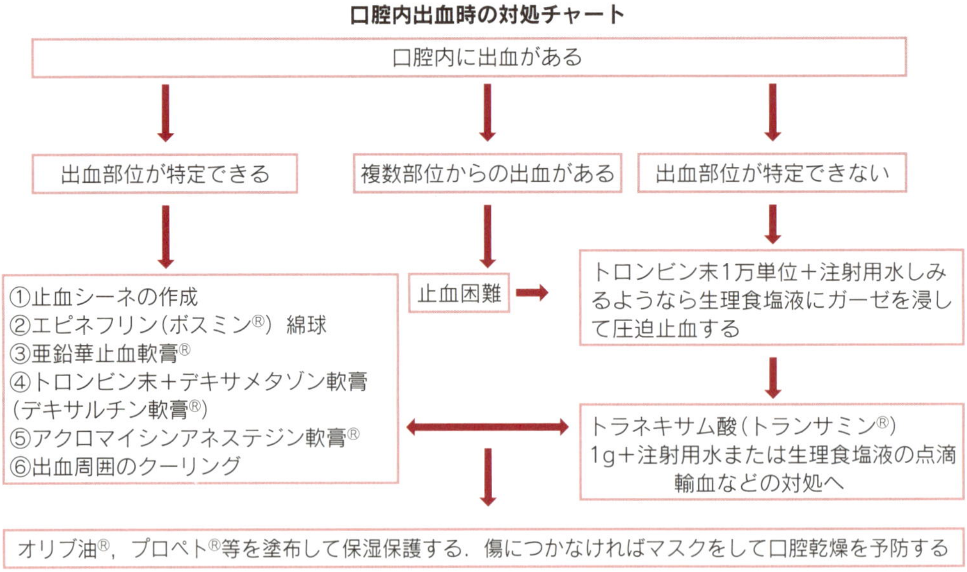

口腔内出血時の対処チャート

```
口腔内に出血がある
├─ 出血部位が特定できる
├─ 複数部位からの出血がある
└─ 出血部位が特定できない
```

出血部位が特定できる場合：
①止血シーネの作成
②エピネフリン（ボスミン®）綿球
③亜鉛華止血軟膏®
④トロンビン末＋デキサメタゾン軟膏（デキサルチン軟膏®）
⑤アクロマイシンアネステジン軟膏®
⑥出血周囲のクーリング

複数部位からの出血がある → 止血困難

出血部位が特定できない → トロンビン末1万単位＋注射用水しみるようなら生理食塩液にガーゼを浸して圧迫止血する

→ トラネキサム酸（トランサミン®）1g＋注射用水または生理食塩液の点滴輸血などの対処へ

オリブ油®，プロペト®等を塗布して保湿保護する．傷につかなければマスクをして口腔乾燥を予防する

図4-19-4　口腔内出血時の対応チャート

- 軟膏などはすべて滅菌綿棒で塗布する
- 局所止血剤 0.02％のボスミン®液 亜鉛華止血軟膏®
- 局所止血後歯科医師の判断で痛みが継続するようなら，アクロマイシンアネステジン軟膏®，またはデキサルチン軟膏®を塗布する
- 止血し痂皮がみられたらオリブ油®，プロペト®，アズノール®軟膏で乾燥を保護し保湿する

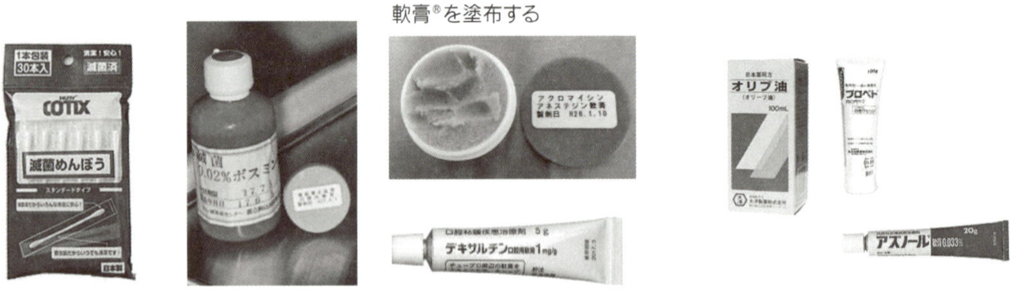

図4-19-5　口腔に使用する薬剤について

　口腔ケア後に，出血した周囲をクーリングすることで末梢の毛細血管などが縮小し止血を促します．冷やす範囲でアイスパックの大きさも選択します．ネットなどに入れて固定しても，クーリングしてもよいでしょう（図4-19-6）．

＊エピシル口腔用液®が2018年4月より保険収載された．化学療法や放射線療法に伴う口内炎で生じる口腔内疼痛の管理および緩和を物理的作用によって行う口腔粘膜保護材である．適用は5分後から効果を発揮し，8時間効果が持続する．

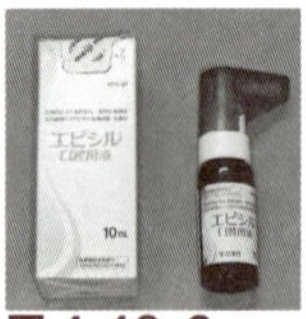

図4-19-6 エピシル口腔用液®

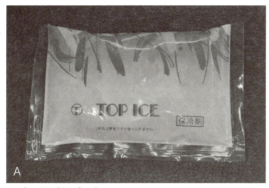
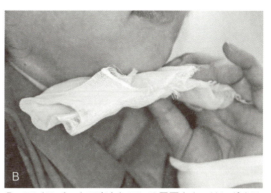

A　アイスパック
範囲に応じてアイスパックの大きさを選択する．

B　アイスパックで出血している周囲をクーリングする

図 4-19-6　出血している周囲をクーリングすることで血流量を減らして止血を促す．除痛効果もある

参考文献

1) 夏目長門，池上由美子：がん患者の口腔ケア．一般社団法人日本口腔ケア学会　学術委員会．医学書院，東京，2017，24-36．
2) 夏目長門，池上由美子：がん患者の口腔ケア．一般社団法人日本口腔ケア学会　学術委員会．医学書院，東京，2017，43．
3) 夏目長門，池上由美子：がん患者の口腔ケア．一般社団法人日本口腔ケア学会　学術委員会．医学書院 2017，92

（池上由美子）

PFOM

おわりに

　本書をお読みいただき，ありがとうございました．本書では周術期口腔機能管理の基本から現時点での最新の知見まで紹介してきました．周術期口腔機能管理についてはどのような口腔管理を行えばよいのか（管理方法の標準化），またアウトカムの評価（有効性に関するエビデンス検証）の両者とも不十分です．周術期口腔機能管理と周術期の口腔ケアとは同じではなく，感染源の除去と経口摂食支援が大きな目的であることがわかっていただけたと思います．

　臨床研究には Systematic review や Meta-analysis のレベル1から，専門家の個人的な意見のレベル6まで，さまざまなエビデンスレベルがあります．これまで周術期口腔機能管理に関する多くの推奨はレベル6のエビデンスレベルのものでした．例えば，「プラークや歯石を除去すれば唾液中細菌数は減る」，「化学療法や放射線治療時の口内炎の治療にステロイド軟膏を使用してはいけない」，「骨吸収抑制薬使用患者では抜歯は避けるべき」などは，エビデンスがないだけではなく，事実とは異なる推奨であったということが徐々に明らかとなりつつあります．

　しかし，本書で紹介した口腔管理方法についても必ずしも高いエビデンスに基づいたものではなく，数年後には否定されているものもあるかもしれません．重要なのは，これまでの口腔ケアの専門家の意見を無批判に受け入れるのではなく，一つひとつしっかりとしたデザインに基づいた臨床研究を行い，最適な口腔管理方法を確立していくことだと思います．このような姿勢が周術期口腔機能管理というまったく新しい形の歯科医療を実施している者には求められます．本書がそのきっかけの一つになれば幸いです．

　最後になりましたが，ご多忙中素晴らしい内容の原稿を書いていただいた各執筆者の先生方に深謝いたします．

　　2018年10月

梅田正博

index — 索引

あ
亜鉛製剤……107
悪性腫瘍……126

い
インフュージョンリアクション……109
易感染性患者……71
咽頭洗浄……120

え
エベロリムス……106
栄養サポートチーム……8, 23
遠隔部位感染……28
塩酸ピロカルピン……90

お
オキシドール……107, 120, 146
オリブ油……46, 83

か
カンジダ……135
がん患者連携登録歯科医院……9
化学放射線治療……142
化学療法……48, 96, 100
開口障害……44
顎骨壊死……123, 129
肝移植……41, 117
肝移植時の抜歯……117
冠動脈バイパス術……33
冠動脈形成術……33
間質性肺炎……107
感染性心内膜炎……4, 32, 34, 110
緩和ケア……63, 66
緩和医療チーム……8
含嗽……30, 46, 86, 97, 102, 147
含嗽剤……146

き
義歯治療……133
虚血性心疾患……33
狭心症……33
強度変調放射線治療……94
凝固障害……69

く
クロルヘキシジン……54, 121, 122

け
血液がん……96, 100
血管壁……70
血小板減少……69
血小板数……118

こ
呼吸サポートチーム……8
誤嚥性肺炎……4, 30
口渇……134
口腔カンジダ症……51, 88, 89, 135
口腔ケア……150
口腔乾燥……4
口腔乾燥症……44
口腔粘膜炎……44, 49, 142
口腔由来の合併症……4
口内炎……4, 88, 109
抗がん剤……92
抗凝固療法……34, 113, 114
抗血小板療法……113, 114
抗血栓薬……113
抗血栓療法……35, 113, 114
抗真菌薬……51
骨関連事象……59
骨吸収抑制薬……58, 123
骨吸収抑制薬投与患者……126
骨吸収抑制薬……129
骨修復薬……17
骨髄抑制……150

こ
骨粗鬆症……126
骨粗鬆症患者……126

し
歯科のない病院……21
歯科医院との連携……8
歯科医師会との連携……22
歯性感染症に起因する全身性感染症……4
歯性病巣感染……79
歯石……29
自浄作用……29
手術部位感染……3, 4, 28, 79
周術期口腔機能管理……2
周術期口腔機能管理システム……6, 11, 16, 21
周術期口腔機能管理の目的……2
終末期……133
術後肺炎……3, 4, 28, 76, 77
上部消化管がん……28
食道がん……28, 76, 77
心筋梗塞……33
心臓移植……40
心臓弁膜症……34
心不全……35, 40
新鮮乾燥凍結血漿……118
人工呼吸器関連肺炎……53
腎移植……41

す
スケーリング……30, 85, 97, 101
ステロイド外用薬……83
ステロイド軟膏……88, 89
スペーサー……16, 46
スポンジブラシ……141

せ
セツキシマブ……106
清掃器具の選択……138

先天性心疾患……32
洗浄……121, 122
舌清掃……146
舌苔除去……86

そ
ゾメタ……17, 96
挿管患者……120
僧帽弁閉鎖不全症……34
造血幹細胞移植……96, 150
臓器移植……39

た
タフトブラシ……139, 140, 142
唾液中細菌数……29
大腸がん……28

ち
超音波スケーラー……142, 143
直接作用型経口抗凝固剤……113

て
デキサルチン® 口腔用軟膏……46, 83, 88, 89, 106
デノスマブ……58, 123, 126, 127

と
トレー法……90
頭頸部がん……28, 90, 92, 142
頭頸部がん放射線治療時……142
動揺歯の脱落……4

に
日本医科歯科連携医療研究グループ……77

の
脳性ナトリウム利尿ペプチド……35

は
歯ブラシ……138
肺がん……77
抜歯……3, 18, 29, 41, 42, 46, 49, 92, 101, 113, 117, 123, 124, 126

抜歯後出血……114, 117

ひ
ビスホスホネート……14, 16, 58, 96, 123, 126, 127
日和見感染症……88
皮膚症状……109
病巣感染……29

ふ
フッ化物局所応用……90
フロリードゲル……51, 89
ブラッシング……30, 120, 138
プラーク……29, 97, 120
プラークコントロール……30
分子標的薬……92, 106, 107, 109

へ
ヘパリンブリッジング……70
弁形成術……34
弁置換術……34

ほ
ポジションペーパー……59, 123, 129, 130
ポビドンヨード……55, 80, 120, 122, 147
包括的依頼……6
放射線う蝕……44, 90, 91
放射線性顎骨壊死……4, 44, 90, 92
放射線性口腔粘膜炎……82
放射線性口内炎……89
放射線治療……44, 88, 89, 92, 106, 142

み
味覚障害……107, 109

め
メディカルサポートセンター……7

や
薬剤関連顎骨壊死……4, 58, 123, 126

よ
予防的抗菌薬投与……111

ら
ランマーク……17

り
リンデロン VG 軟膏……106

わ
ワルファリン……70, 113

欧文

A
APTT……69, 118

B
BMA……17
BNP……35

C
CDC ガイドライン……79, 147
Child-Pugh スコア……41
CRT……142

D
DOAC……113

F
FFP……118

H
HAS-BLED スコア……40, 114
HBV……72
HCV……72
HIV……72

I
IE……4, 32, 34, 110
IE 予防手帳……35

M
MASCC/ISOO……82
MASCC/ISOO ガイドライン……

46, 82
MELD スコア……41
MRONJ……4, 58, 123, 126, 127, 129
MSC……7

N
NCCN ガイドライン……83, 90, 91, 94
NCI-CTCAE version 5.0……50

NT-proBNP……40
NST……23
NYHA 分類……35, 40

O
ORN……4, 44, 90, 91, 92

P
PT-INR……69, 114, 117, 118

R
RT……142

S
SSI……3, 4, 28, 30, 79

V
VAP……53, 120, 121
VAP 予防バンドル……54

【編著者略歴】

梅田 正博（うめだ まさひろ）
- 1983年　東京医科歯科大学歯学部卒業
- 1987年　神戸大学医学部大学院医学研究科修了（医学博士）
- 1999年　神戸大学医学部講師（口腔外科学講座）
- 2000年　神戸大学医学部助教授（口腔外科学講座）
- 2001年　神戸大学大学院医学系研究科助教授（器官治療医学講座顎口腔機能学分野）
- 2009年　神戸大学大学院医学研究科准教授（外科系講座口腔外科学分野）
- 2011年　長崎大学大学院医歯薬学総合研究科教授（口腔腫瘍治療学分野）

五月女 さき子（そうとめ さきこ）
- 1997年　鹿児島大学歯学部卒業
- 同　年　鹿児島大学歯学部附属病院研修歯科医
- 1999年　鹿児島大学歯学部予防歯科助手
- 2007年　鹿児島大学医学部・歯学部附属病院発達系歯科センター口腔保健科助教
- 2016年　長崎大学病院周術期口腔管理センター講師
- 2017年　長崎大学病院周術期口腔管理センター副センター長

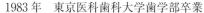

Clinical Questionでわかる
エビデンスに基づいた
周術期口腔機能管理

ISBN978-4-263-44535-8

2018年10月25日　第1版第1刷発行

編著者　梅田　正博
　　　　五月女さき子
発行者　白石　泰夫
発行所　医歯薬出版株式会社
〒113-8612　東京都文京区本駒込1-7-10
TEL.（03）5395-7638（編集）・7630（販売）
FAX.（03）5395-7639（編集）・8533（販売）
https://www.ishiyaku.co.jp/
郵便振替番号　00190-5-13816

乱丁，落丁の際はお取り替えいたします　　印刷・三報社印刷／製本・榎本製本
© Ishiyaku Publishers, Inc., 2018. Printed in Japan ［検印廃止］

本書の複製権・翻訳権・翻案権・上映権・譲渡権・貸与権・公衆送信権（送信可能化権を含む）・口述権は，医歯薬出版（株）が保有します．

本書を無断で複製する行為（コピー，スキャン，デジタルデータ化など）は，「私的使用のための複製」などの著作権法上の限られた例外を除き禁じられています．また私的使用に該当する場合であっても，請負業者等の第三者に依頼し上記の行為を行うことは違法となります．

JCOPY ＜出版者著作権管理機構　委託出版物＞

本書をコピーやスキャン等により複製される場合は，そのつど事前に出版者著作権管理機構（電話03-3513-6969，FAX 03-3513-6979，e-mail：info@jcopy.or.jp）の許諾を得てください．